5분만에 근육통을 해결하는
스피드 스트레칭

5분만에 근육통을 해결하는
스피드 스트레칭

정라혜, 조예섬 지음

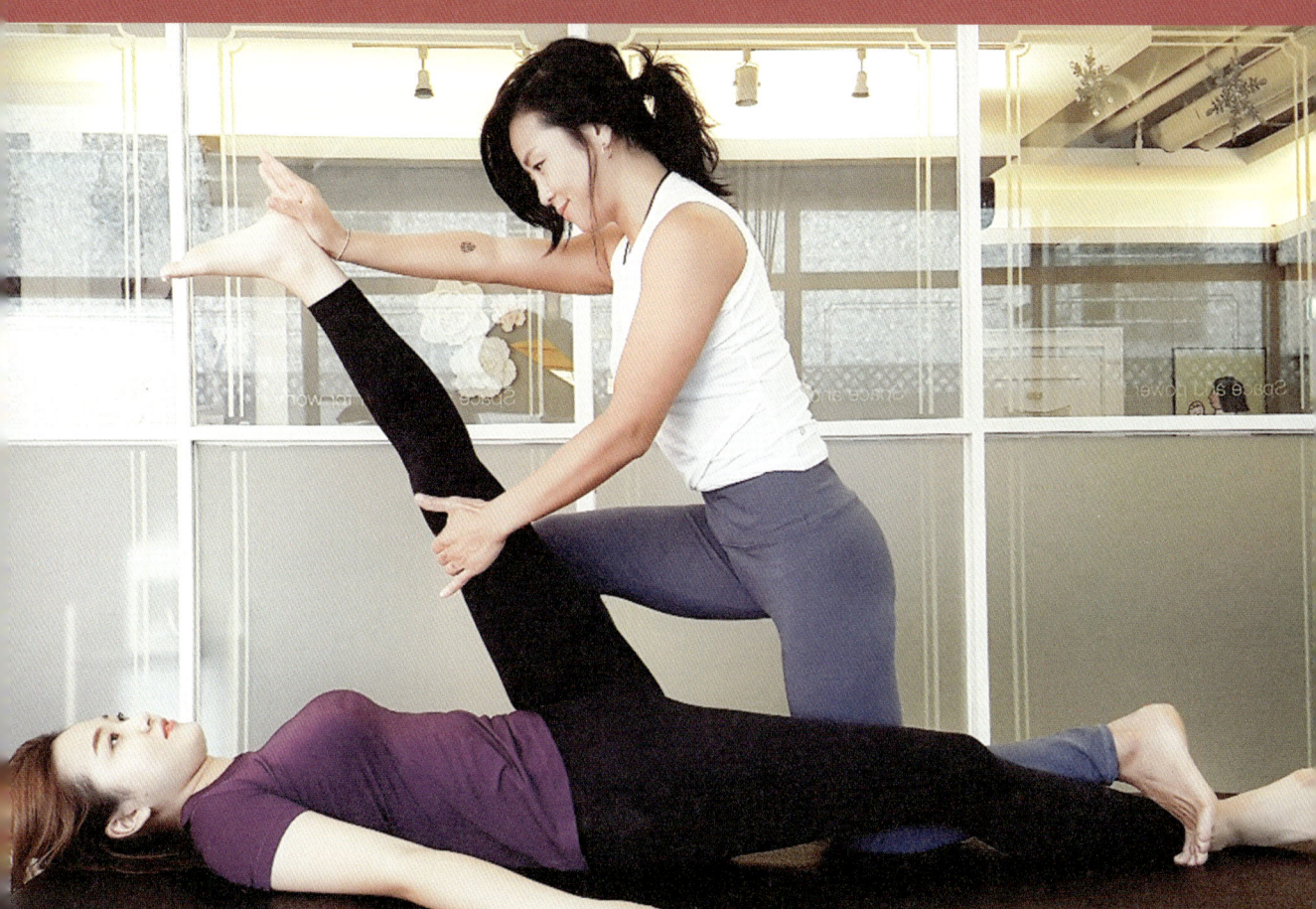

프롤로그

저는 산행 중 낙상으로 인해 요추압박골절로 하반신이 마비가 되었고, 30주 이상의 진단을 받았습니다. 병원에서는 수술을 권하였지만 흉터가 넓게 생길 수 있다는 의사의 말에 흉터가 싫어 수술을 거부했고, 3개월을 움직이지 않고 가만히 누워있는 자연치유 요법 후 슬링으로 재활 운동치료를 진행했습니다. 슬링 줄에 의지하고 있으면 정말 편안했고, 슬링재활운동으로 빨리 회복될 수 있었던 것 같습니다.

현재, 움직일 수 있는 자유로운 몸이 최고의 선물인거 같습니다.

그 후 치료를 받는 대상자가 아니라 슬링운동을 배우는 학생의 마음으로 덴마크로 건너가 치료적 개념의 슬링을 알게 되었고, 저는 그 개념에 휘트니스의 색을 입혀 10명 이상함께 할 수 있는 그룹운동으로 발전시켜 국내에 보급하였습니다.

신나는 음악과 파워풀한 동작으로 즐거운 수업을 진행했지만, 운동을 하고 싶어도 근골격계 질환으로 통증을 호소하시는 회원님들과 지도하는 선생님들이 잦은 근육통에 시달리는걸 보면서 재활치료나 통증치료에 관심을 갖게 되었고, 그들의 문제를 해결해주고자 하는 마음으로 요가, 필라테스, 경락 마사지, 근막테라피, 카이로프렉틱 자연치유등 이하 여러 테크닉들을 배웠습니다. 그러나 현장에서 바로 적용하는 것에 어려움이 있었습니다. 하지만 지금은 목, 어깨, 허리, 골반, 다리 등 다양한 근골격 질환과 통증을 호소하는 분들의 문제점을 스피드 스트레칭으로 바로 해결하고 있습니다.

스피드 스트레칭을 통해 회원님들의 유연성이 증가되고, 근골격계 통증이 감소하는 것 을 보면서 이 좋은 스트레칭 기법을 누구나 쉽게 배웠으면 좋겠다는 생각을 하게 되어 출판을 하게 되었습니다.

스피드 스트레칭은 근골격계 통증이 있는 누구든 최고의 컨디션으로 최고의 행복감을 맛볼 수 있도록 안내할 것입니다.
저와 함께 스피드 스트레칭으로 기적을 만들어 내시길 바랍니다.

스피드 스트레칭이란?

　스피드 스트레칭은 목, 어깨, 등, 허리, 다리에 나타나는 여러 가지 통증과 증상에 따라 관련된 근육의 위치와 작용을 이해하고 쉐이킹을 통해 근육의 안정화, 무빙으로 근육의 배열을 정리하고, 스트레칭으로 빠른 시간 안에 관절의 가동범위를 넓혀 통증을 완화시켜주는 스트레칭기법입니다.

스피드 스트레칭의 효과
1. 몸의 유연성 증가
2. 근육의 통증이 감소
3. 피로회복
4. 체형교정
5. 근골격계 질환을 빠르게 해소

스피드 스트레칭 할 때 주의할 점
1. 트레이너는 대상자의 신체가 편안한 상태에서 한다.
2. 트레이너는 스트레칭 적용 시 대상자의 신체를 반동하지 않는다.
3. 트레이너는 스트레칭 하려는 근육을 의식한다.
4. 트레이너는 대상자가 트레이너의 신호에 맞게 호흡을 의식하게 한다.
5. 트레이너는 대상자의 신체를 스트레칭하기 쉬운 자세로 만든다.
6. 트레이너는 정중하게 대상자의 몸을 다룬다.
7. 트레이너는 대상자가 스트레칭으로 통해 통증이 느껴지는 부분이 있는지 체크를 하면서 한다.

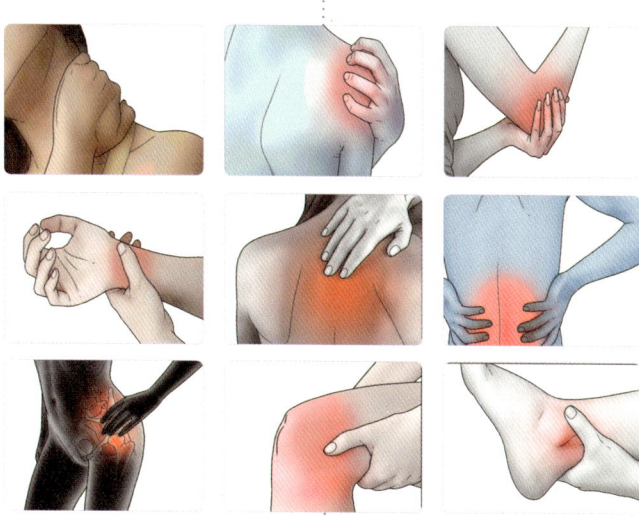

목차

프롤로그 ··· 4
스피드 스트레칭이란? ··· 6

Chapter 1
상지근육에서 생길 수 있는 문제점 파악하기

❋ 목이 안돌아 가요! ··· 10
    1. 흉쇄유돌근(목빗근, sternocleidomastoid) ··· 11
    2. 견갑거근(어깨올림근, levator scapulae) ··· 13
    3. 상부승모근(위등세모근, upper trapezius) ··· 15

❋ 팔이 안올라가요! ··· 17
    1. 회전근개(돌림근띠, rotator cuff) ··· 18
      – 극상근(가시위근, supraspinatus) ··· 18
      – 극하근(가시아래근, infraspinatus) ··· 19
      – 소원근(작은원근, teres minor) ··· 20
      – 견갑하근(어깨밑근, subscapularis) ··· 21
    2. 삼각근(어깨세모근, deltoid) ··· 24
    3. 대흉근(큰가슴근, pectoralis major) ··· 26

❋ 팔꿈치가 아파요! ··· 28
    1. 상완 이두근(위팔두갈래근, biceps brachii) ··· 29
    2. 상완 삼두근(위팔세갈래근, triceps brachii) ··· 31

❋ 손목이 시큰 거려요! ··· 33
    1. 전완굴근(아래팔 굽힘근, forearm flexors) ··· 34
    2. 전완신근(아래팔 폄근, forearm extensors) ··· 36

Chapter 2

체간근육에서 생길 수 있는 문제점 파악하기

❋ 등이 아파요! … 40
    1. 중부승모근(중간등세모근, middle trapezius) … 41
       하부승모근(아래등세모근, lower trapezius) … 41
    2. 능형근(마름근, rhomboid) … 43

❋ 허리가 아파요! … 45
    1. 요방형근(허리네모근, quadratus lumborum) … 46
    2. 장요근(엉덩허리근, iliopsoas) … 48
    3. 광배근(넓은등근, latissimus dorsi) … 50

Chapter 3

하지근육에서 생길 수 있는 문제점 파악하기

❋ 보행 시 골반이 아파요! … 54
    1. 대둔근(큰볼기근, gluteus maximus) … 55
    2. 고관절 내전근(엉덩관절 모음근, hip joint adductors) … 57
    3. 이상근(궁둥구멍근, Pirform musscle) … 59

❋ 무릎이 아파요! … 61
    1. 대퇴이두근(넙다리두갈래근, biceps femoris) … 62
    2. 대퇴사두근(넙다리네갈래근, quadriceps femoris) … 64

❋ 발목을 자주 삐어요! … 66
    1. 비복근(장딴지근, gastrocnemius) … 67
    2. 전경골근(앞정강근, tibialis anterior) … 69

CHAPTER 1

상지근육에서
생길 수 있는
문제점을
파악하고,
스트레칭으로
해결하기

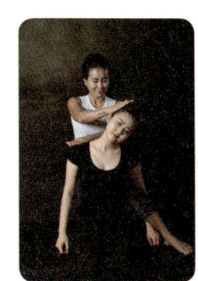 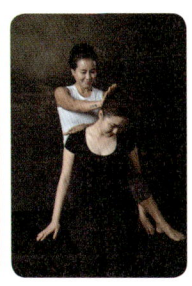

목이 안돌아가요!

증상체크

- 뒤를 돌아보기가 힘들다.
- 옆으로 목을 기울이면 뻣뻣하고, 결림 현상이 있다.
- 목을 뒤로 넘기기가 힘들다.
- 두통이 자주 생긴다.
- 목과 어깨가 만나는 부위에 통증이 있다.

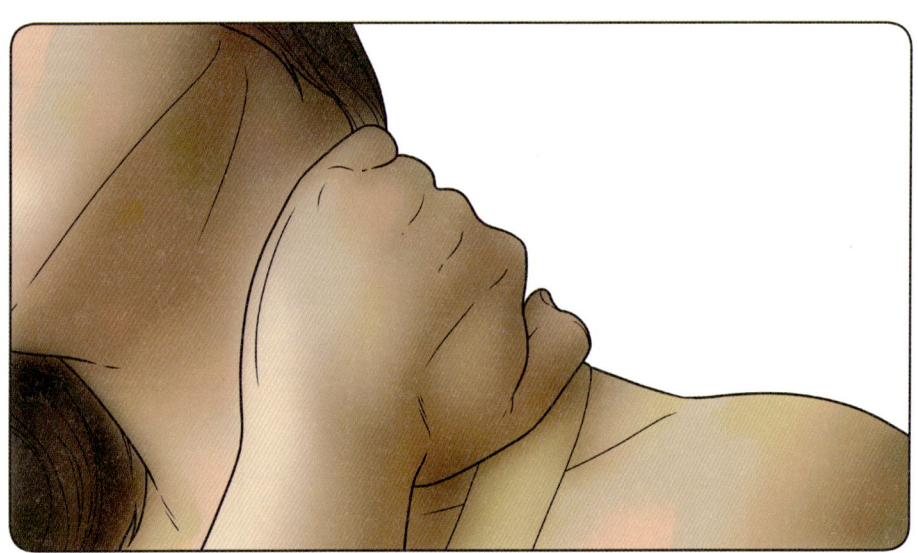

1. 흉쇄유돌근(목빗근, Sternocleidomastoid)

- 기시 : 흉골두, 쇄골두
- 정지 : 귀 뒤쪽 유양돌기
- 작용 : 목의 회전과 굴곡
- 통증 : 두통, 시력저하, 비염, 앞면부 두개부, 눈두덩이, 뒤통수, 귀 뒤, 이마통증

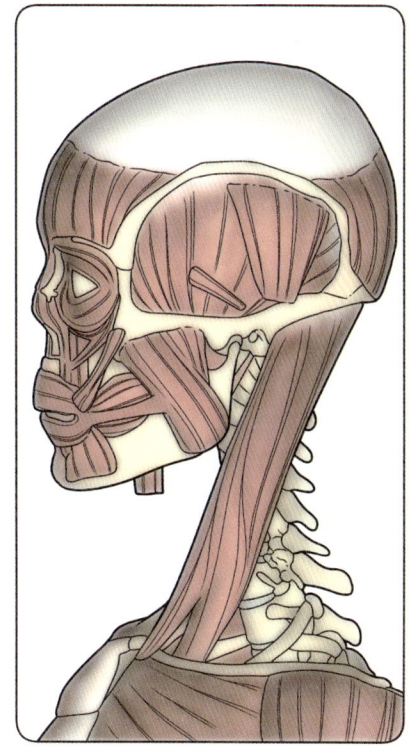

● 통증유발점(Trigger Point)

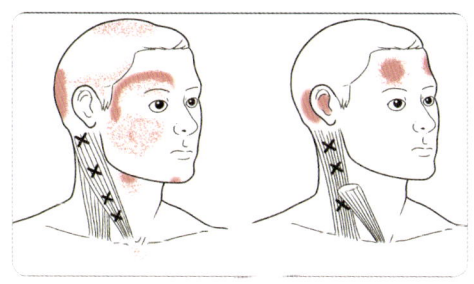
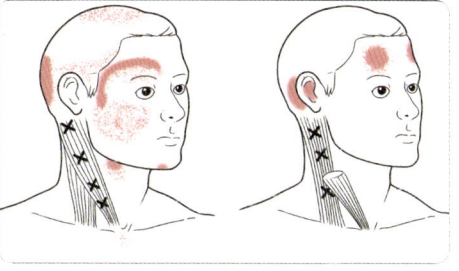

스트레칭 솔루션(Stretching Solution)

● 흉쇄유돌근(목빗근, Sternocleidomastoid)스트레칭

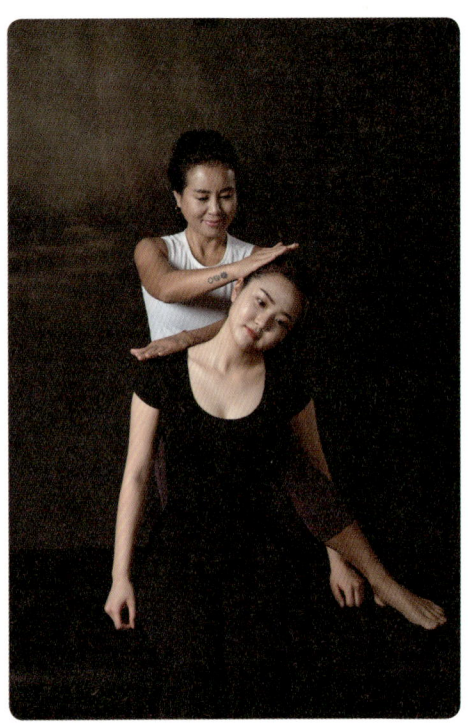

Point
어깨를 지탱하는 손과 머리에 댄 손이 멀어지도록 스트레칭 한다.
대상자의 턱을 조금 올리면 효과가 더 좋아진다.

Tip
처음부터 너무 강하게 늘리지 않도록 주의하고, 목의 측면과 주변에 통증이 느껴지는지 확인하면서 10초 유지하고 동작은 연속3회 시행한다.

❂ 스트레칭 방법

◑ **대상자** : 앉은 자세

◑ **트레이너**
- 준비자세 : 스트레칭 하고자 하는 근육의 반대쪽 겨드랑이를 트레이너의 대퇴부로 고정한다.
- 작용 : 머리
- 고정 : 어깨
- 스트레칭 방향 : 옆면 방향

2. 견갑거근(어깨올림근, Levator Scapulae)

- 기시 : 경추1번~경추4번 횡돌기
- 정지 : 견갑골 안쪽 상각
- 작용 : 견갑골을 들어 올릴 때
  (견갑골 거상)
- 통증 : 뒷목결림, 뒷목당김, 목, 어깨통증, 두통, 턱관절, 목과 어깨가 만나는 부위통증, 날개뼈 사이통증

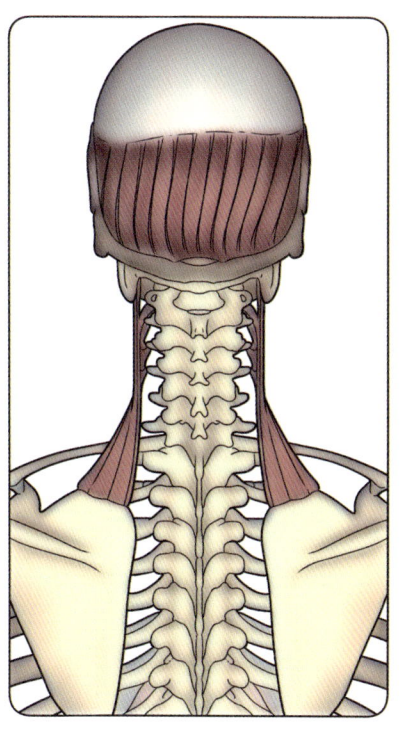

● 통증유발점(Trigger Point)

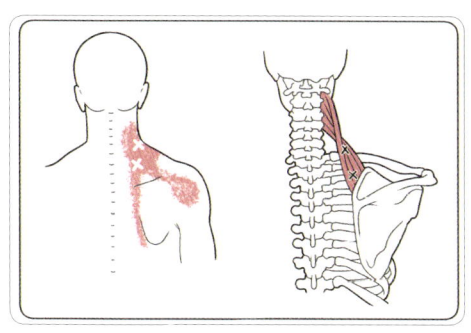

스트레칭 솔루션(Stretching Solution)

● 견갑거근(어깨올림근, Levator Scapulae) 스트레칭

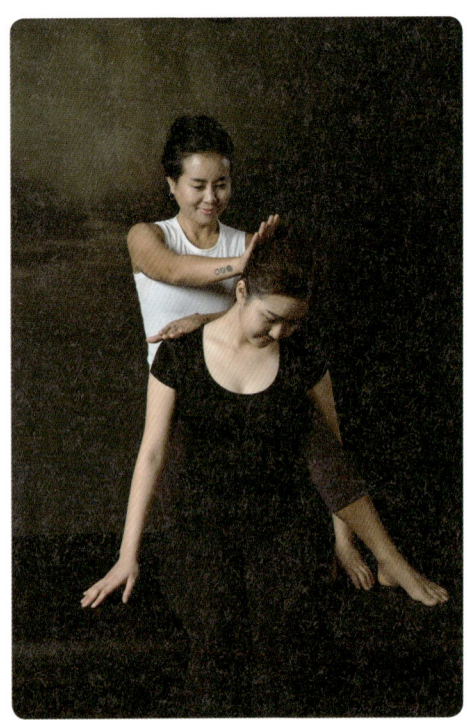

Point
대상자의 허리가 굽어지지 않도록 척추를 바르게 세워서 한다.
견갑골을 거상 시킬 때 사용되는 근육으로 어깨를 지탱할 때 견갑골이 거상되지 않도록 고정한다.

Tip
처음부터 너무 강하게 늘리지 않도록 주의하고, 목과 어깨주변에 통증이 느껴지는지 확인하면서 10초 유지하고 동작은 연속3회 시행한다.

❀ 스트레칭 방법

◐ **대상자** : 앉은 자세

◐ **트레이너**
- 준비자세 : 스트레칭 하고자 하는 근육의 반대쪽 겨드랑이를 트레이너의 대퇴부로 고정한다.
- 작용 : 머리
- 고정 : 어깨
- 스트레칭 방향 : 사선 방향

3. 상부승모근(위등세모근, Upper Trapezius)

- 기시 : 후두골
- 정지 : 쇄골외측 1/3지점, 견봉
- 작용 : 어깨 올릴 때
- 통증 : 두통, 손 저림, 목 결림, 어깨 결림, 뒷목통증, 관자놀이, 턱 아래, 아래 어금니

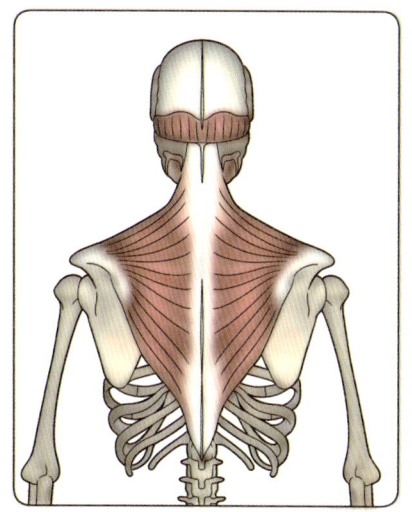

● **통증유발점(Trigger Point)**

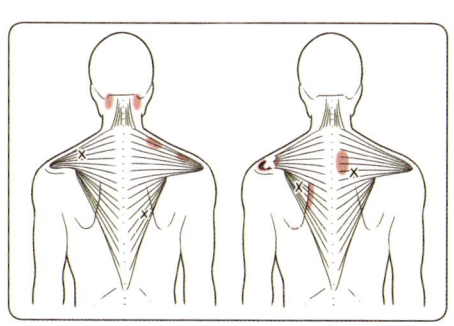

스트레칭 솔루션(Stretching Solution)

●상부승모근(위등세모근, Upper Trapezius)스트레칭

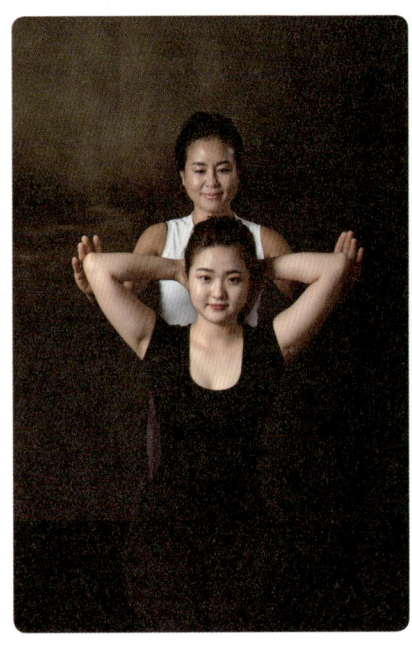 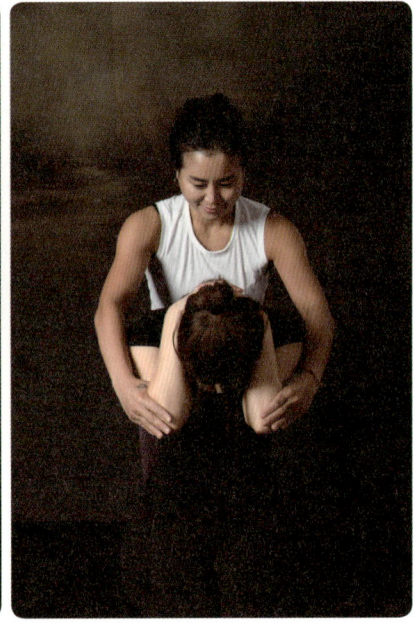

Point
대상자의 팔꿈치를 마주보게 모아준다. 대상자의 어깨 힘을 뺀 상태에서 몸을 앞쪽으로 굴곡시켜 스트레칭 한다.

Tip
목에 통증이 있는지 물어보면서 시행한다. 승모근에 문제가 생기면 목의 움직임이 나빠지고, 목부터 어깨에 통증이 나타난다. 목에 통증이 있을 땐 승모근을 반드시 체크한다.

●스트레칭 방법

◐ **대상자** : 앉은 자세

◐ **트레이너**

- 준비자세 : 대상자가 머리 뒤에 손깍지를 끼게 한다.
- 작용 : 팔꿈치
- 고정 : 트레이너의 양손을 대상자의 팔꿈치에 고정
- 스트레칭 방향 : 체간과 목 굴곡

팔이 안올라 가요!

✽ 증상체크
- 팔을 들어올리기가 힘들다.
- 팔을 움직일 때 아프다.
- 어깨 주변이 항상 뻐근하고 무겁다.
- 머리를 만지거나 등을 만지려할 때 불편하다.
- 오십견

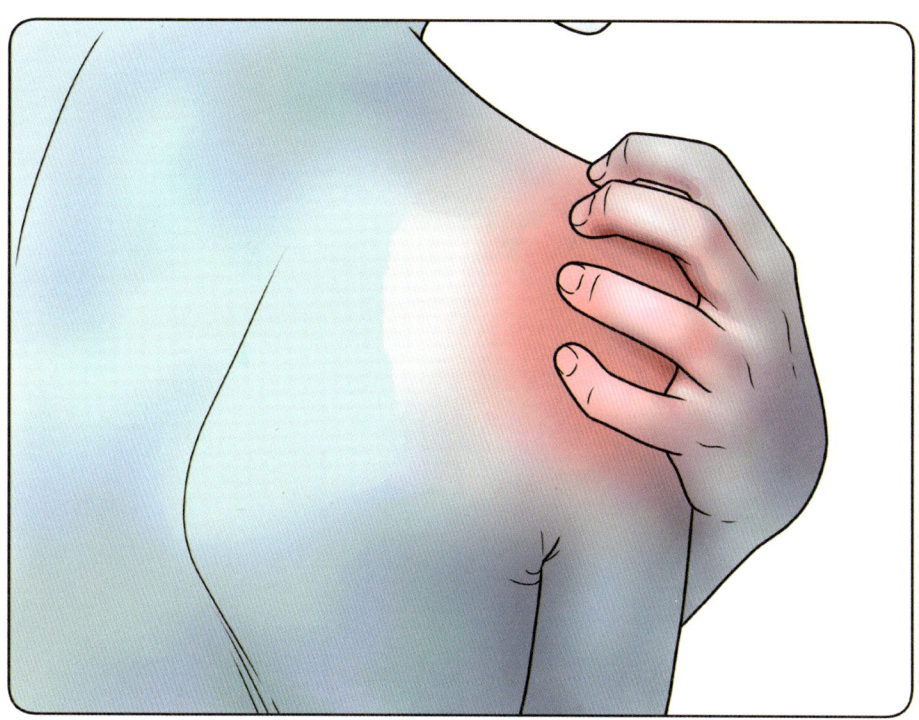

1. 어깨회전근개(돌림근띠, Rotator Cuff)
⟨◎극상근 ◎극하근 ◎소원근 ◎견갑하근⟩

✤ 극상근(가시위근, Supraspinatus)
- 기시 : 견갑골 극상와
- 정지 : 상완골 대결절
- 작용 : 견관절 외전, 상완골두의 안정
- 통증 : 어깨의 움직임을 제한, 어깨 외전 시 통증발생, 삼각근중간, 팔 바깥쪽통증

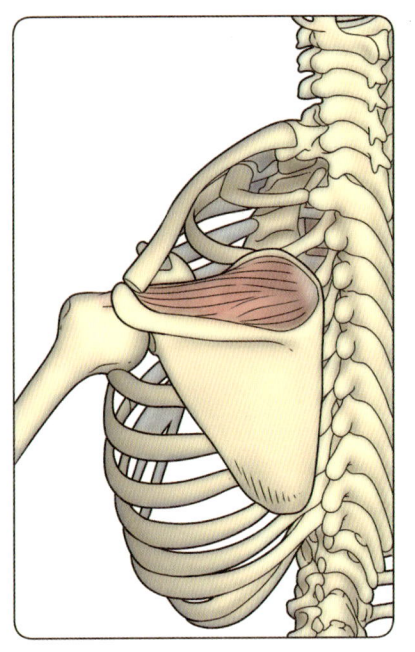

● 통증유발점(Trigger Point)

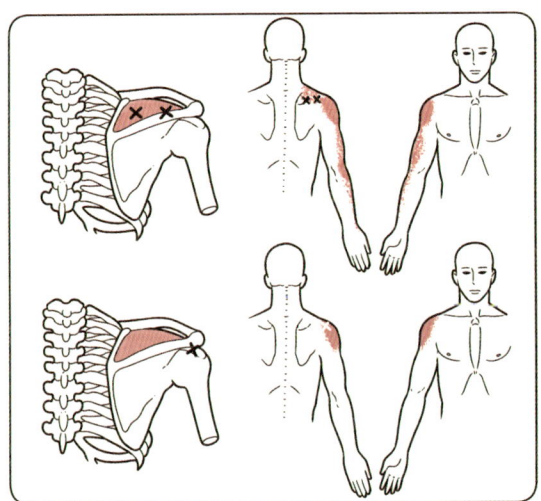

극하근(가시아래근, Infraspinatus)

- 기시 : 견갑골 극하와
- 정지 : 상완골 대결절
- 작용 : 견관절 신전, 외전, 상완골두 의 안정
- 통증 : 팔을 뒤로 넘길 때 통증 발생, 손끝 저림, 어깨 앞쪽면, 견갑 골 내측 면, 손끝
  - 예 바지뒷주머니에 손을 넣을 때, 여성의 경우 브레지어를 채우 기 힘들다.

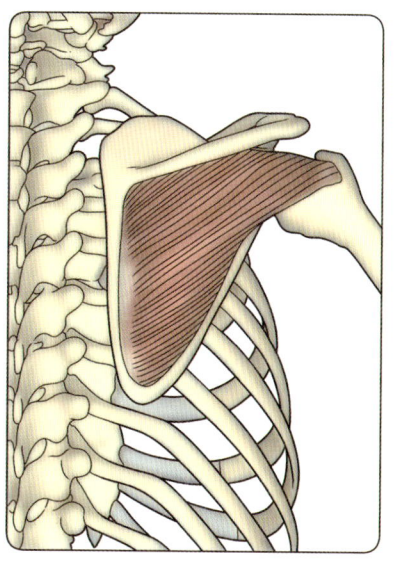

● 통증유발점(Trigger Point)

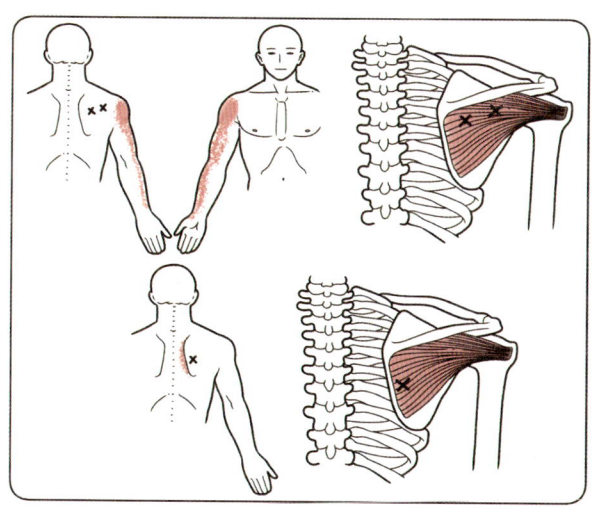

소원근(작은원근, Teres Minor)

- 기시 : 견갑골 외측면
- 정지 : 상완골 대결절 아랫면
- 작용 : 견관절 외회전, 벌림, 신전, 상완골두의 안정
- 통증 : 극하근과 같은 작용과 통증

  ※ 소원근이 긴장되면, 삼각근으로 들어가는 액와 신경을 압박하여 삼각근 부위에서 통증이 나타난다.

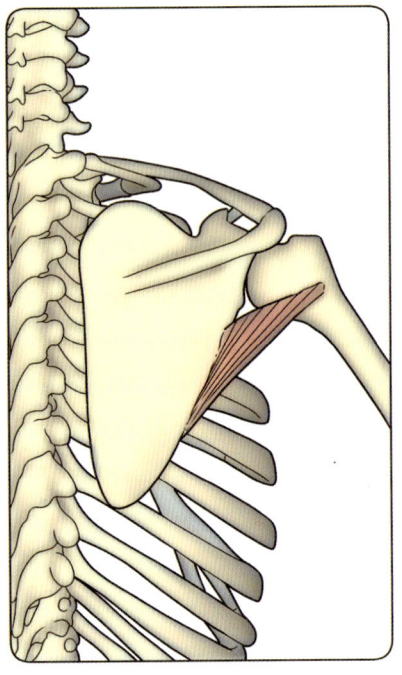

● 통증유발점(Trigger Point)

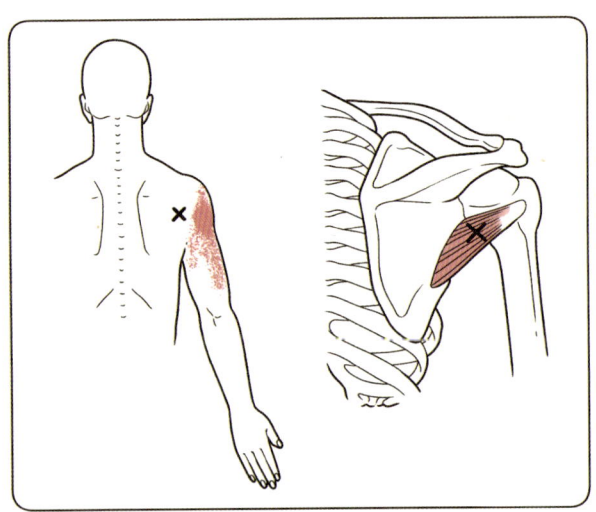

❂ 견갑하근(어깨밑근, Subscapularis)

- 기시 : 견갑하와
- 정지 : 상완골 소결절
- 작용 : 견관절 내전, 신전, 상완골두의 안정과 이탈방지, 어깨 외전 시 상완골두의 하강작용
- 통증 : 어깨의 외전, 외회전을 제한(오십견), 손목에 띠를 두른 듯한 통증, 견갑골, 어깨 후면 통증

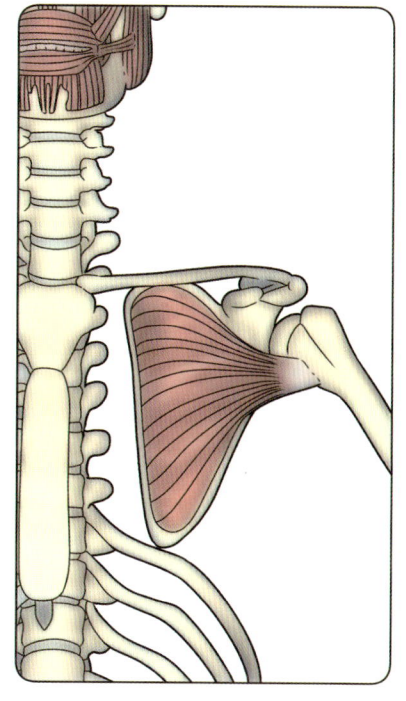

● 통증유발점(Trigger Point)

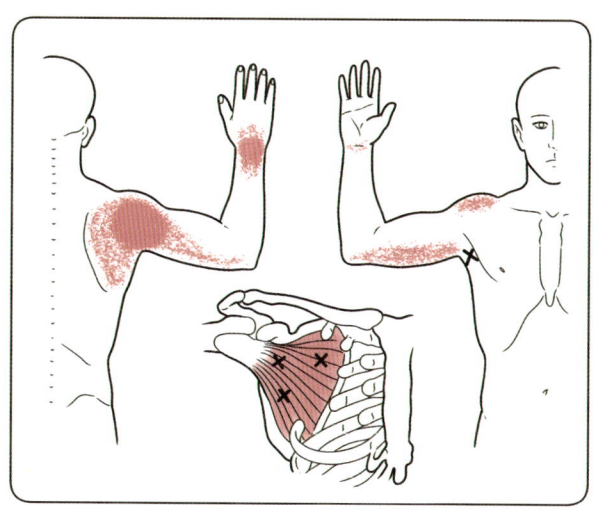

스트레칭 솔루션(Stretching Solution)
⚽ 견관절 내전 스트레칭

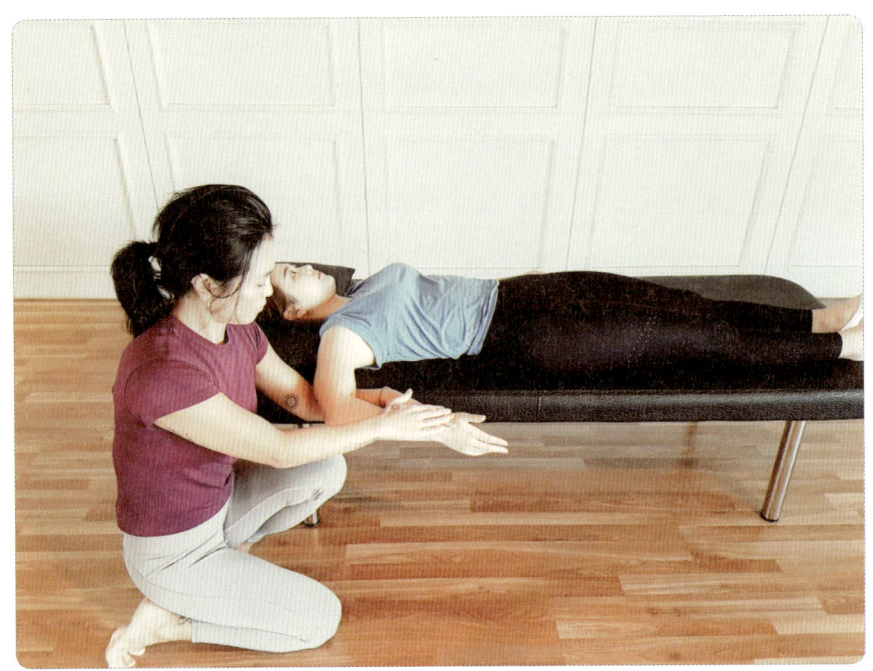

Point
팔꿈치 관절을 내회전 시킨다.

Tip
처음부터 너무 급하고 강하게 늘리지 않는다. 어깨관절의 최대가동범위에서 멈췄다가 통증이 있는지 확인한 후 아래로 가볍게 살짝 눌러주듯이 스트레칭 한다.

⚽ 스트레칭 방법

◐ **대상자** : 누운 자세

◐ **트레이너**
- 준비자세 : 대상자 팔꿈치를 트레이너 팔꿈치로 고정한다.
- 작용 : 양손바닥
- 고정 : 팔꿈치
- 스트레칭 방향 : 팔꿈치 굴곡, 견관절 내전

스트레칭솔루션(Stretching Solution)

❁ 견관절 외전 스트레칭

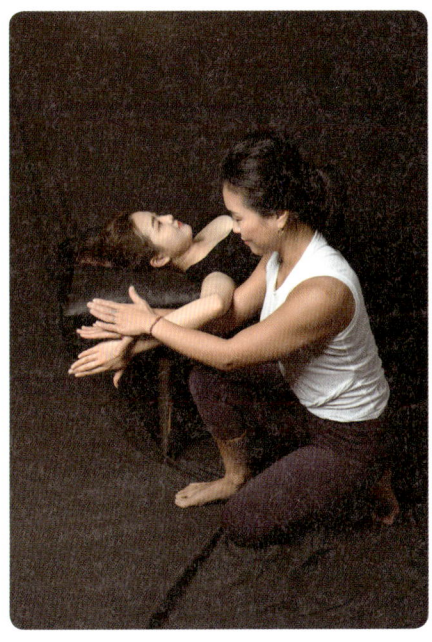 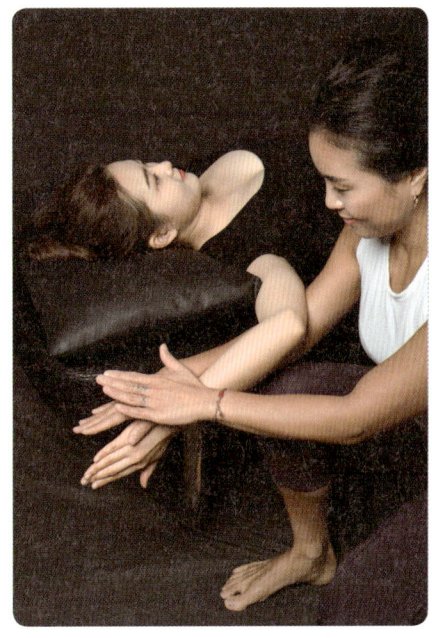

Point
팔꿈치 관절을 외회전 시킨다.

Tip
처음부터 너무 급하고, 강하게 늘리지 않는다.
어깨관절의 최대가동범위에서 멈췄다가 통증이 있는지 확인한 후 아래로 가볍게 살짝 눌러주듯이 스트레칭 한다.

❁ 스트레칭 방법

◐ **대상자** : 누운 자세

◐ **트레이너**
- 준비자세 : 대상자 팔꿈치에 트레이너 팔꿈치로 고정한다.
- 작용 : 양손바닥
- 고정 : 팔꿈치
- 스트레칭 방향 : 팔꿈치 굴곡, 견관절 외전

2. 삼각근(어깨세모근, Deltoid)

- 기시 : 쇄골, 견봉, 견갑골극
- 정지 : 상완골 삼각근조면
- 작용 : 상완외전
    (전면부: 상완굴곡, 내회전, 수평내전)
    (후면부: 상완신전, 수평외전, 외회전)
- 통증 : 어깨·팔통증. 팔을 들어
         올릴 때
    ※ 회전근계의 모든 문제에 매우 기본
       적인 근육

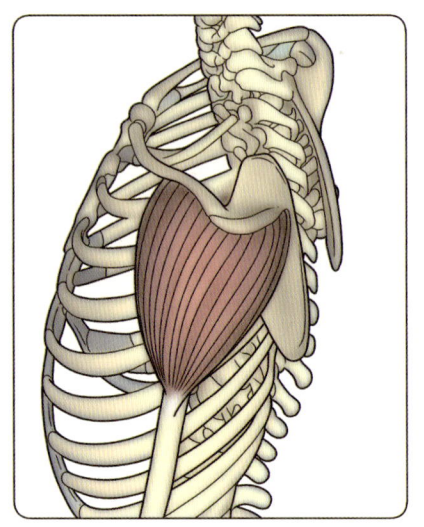

● **통증유발점(Trigger Point)**

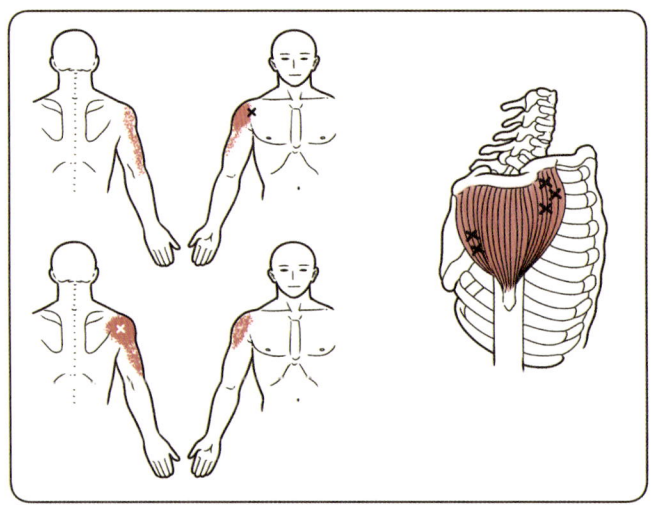

스트레칭 솔루션(Stretching Solution)

삼각근(어깨세모근, Deltoid)스트레칭

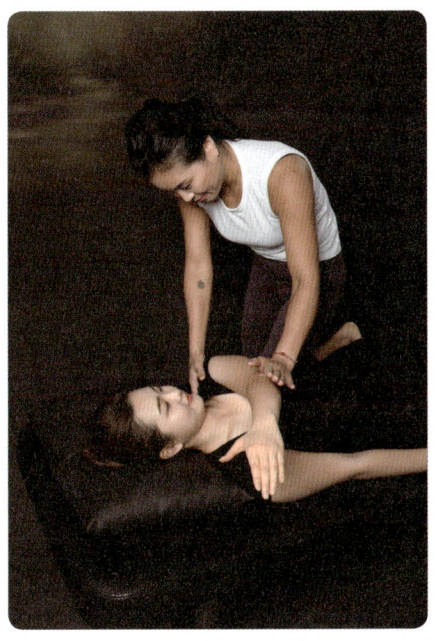
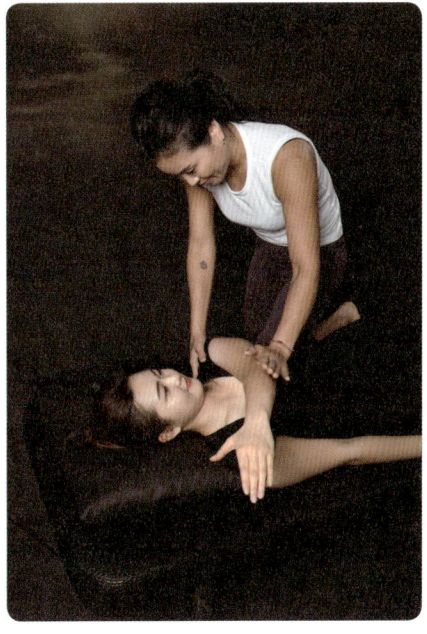

Point

스트레칭을 할 때 팔이 목을 누르지 않게 하고, 어깨를 아래로 내려서 고정해 준다.

Tip

가슴앞쪽(대흉근) 통증이나 어깨 결림이 있는지 확인하면서 시행한다.

스트레칭 방법

◐ **대상자** : 누운 자세

◐ **트레이너**

- 준비자세 : 대상자의 팔을 사선으로 뻗게 하고 어깨를 내려서 고정한다.
- 작용 : 팔꿈치
- 고정 : 어깨
- 스트레칭 방향 : 사선 방향

Chapter 1. 상지근육에서 생길 수 있는 문제점 파악하기

3. 대흉근(큰가슴근, Pectoralis Major)

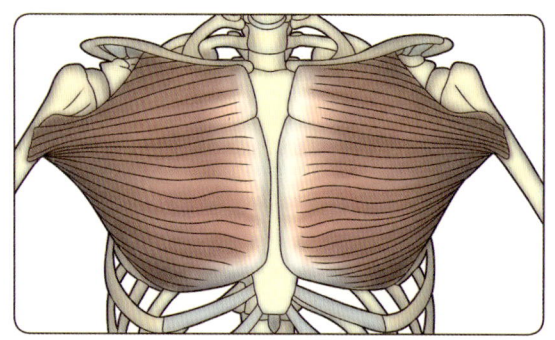

- 기시 : 쇄골 내측과 빗장뼈 내측
  흉골과 늑연골 1번~6번
  갈비연골 1번~6번
- 정지 : 상완골 결정고랑의 가쪽 능선
- 작용 : 상완골의 내전, 수평내전, 내회전, 견관절의 굴곡
- 통증 : 어깨관절 통증, 삼각근 전면부

● 통증유발점(Trigger Point)

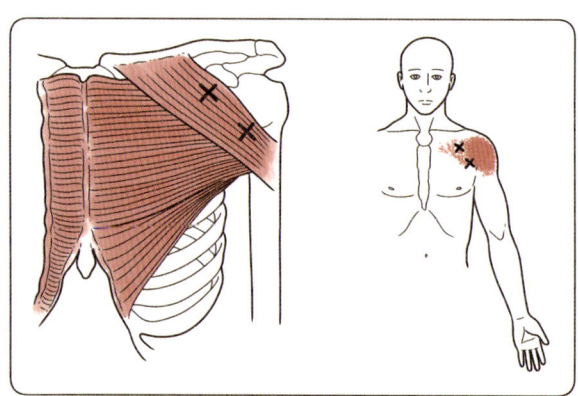

스트레칭솔루션(Stretching Solution)

대흉근(큰가슴근, Pectoralis Major) 스트레칭

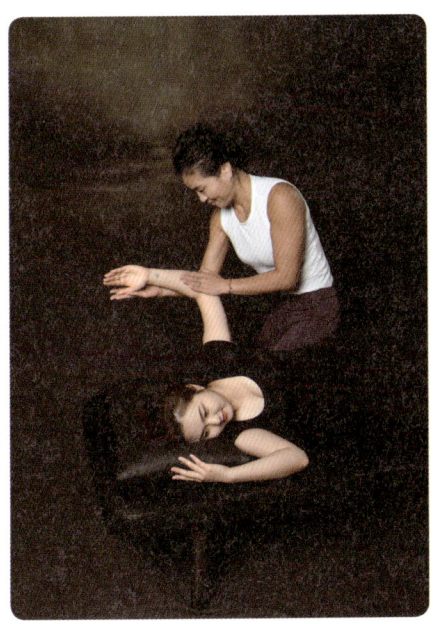 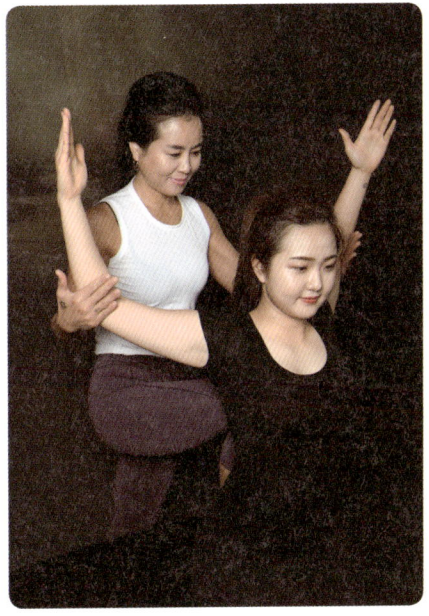

Point

대상자의 체간이 뒤로 따라오지 않도록, 트레이너의 대퇴부로 대상자의 체간을 잘 고정하고, 스트레칭 방향과 반대 방향으로 체간을 밀어주며 스트레칭하면 좀 더 효과적이다.

Tip

어깨에 통증이 있는지 확인 하고, 통증이 있을 경우에는 팔꿈치의 위치(각도)를 바꿔서 스트레칭을 시행한다.

* 앉은 자세에서도 대흉근(큰가슴근) 스트레칭이 가능하다. (사진참고)

스트레칭 방법

◐ **대상자** : 옆으로 누운 자세

◐ **트레이너**

- 준비자세 : 대상자의 팔꿈치를 90°로 하고, 트레이너의 대퇴부로 대상자의 등을 고정한다.
- 작용 : 팔꿈치
- 고정 : 체간
- 스트레칭 방향 : 어깨 수평신전, 대상자의 체간 뒤 방향

팔꿈치가 아파요!

증상체크

- 무거운 짐을 들었을 때 팔꿈치에 전기가 온다.
- 팔을 뻗을 때 팔꿈치가 욱신거린다.
- 팔을 접고 있다가 펴려고 할 때 묵직하다.
- 손목과 팔꿈치에 통증이 있다.
- 팔 저림 현상이 있다.

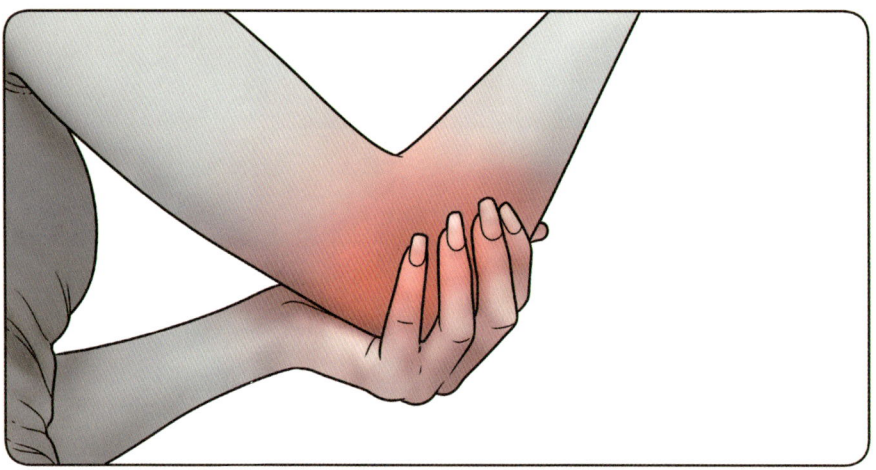

1. 상완이두근(위팔두갈래근, Biceps Brachii)

- 기시 : 장두 → 견갑골의 관절상결절

  　　　단두 → 오훼돌기
- 정지 : 요골조면
- 작용 : 팔꿈관절 굴곡(장두 주관절),

  　　　어깨관절 굴곡 (단두 주관절),

  　　　전완 외회전
- 통증 : 팔꿈치통증, 팔 통증, 어깨

  　　　앞면통증 홍조, 창백, 무력

  　　　감, 어깨관절

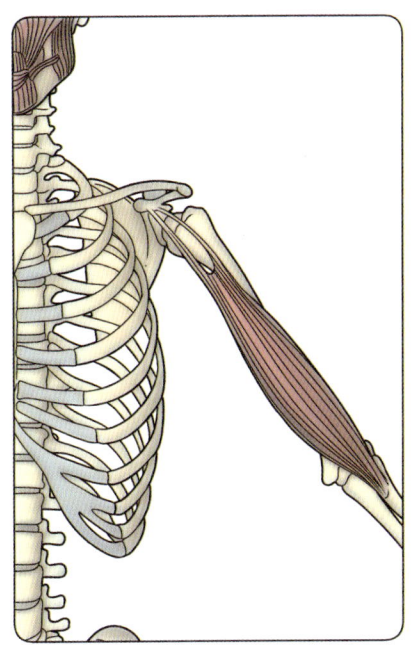

● **통증유발점(Trigger Point)**

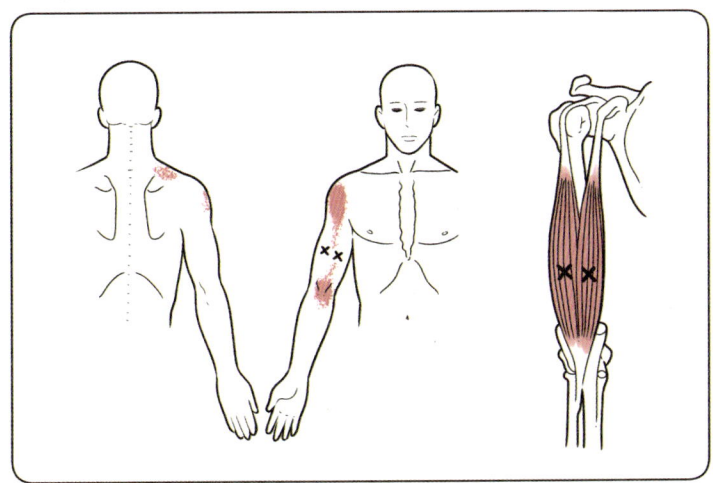

스트레칭솔루션(Stretching Solution)
⚽ 상완이두근(위팔두갈래근, Biceps Brachii)스트레칭

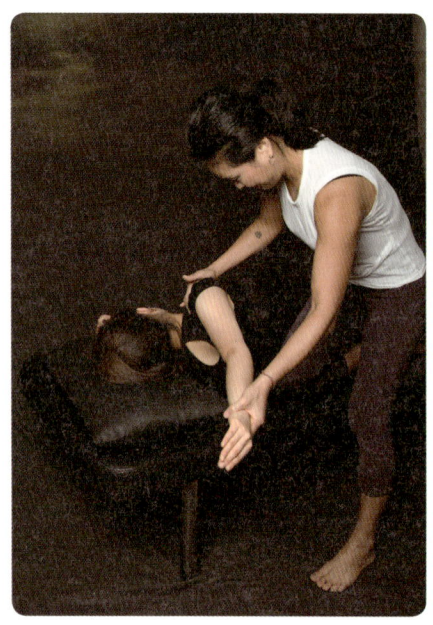 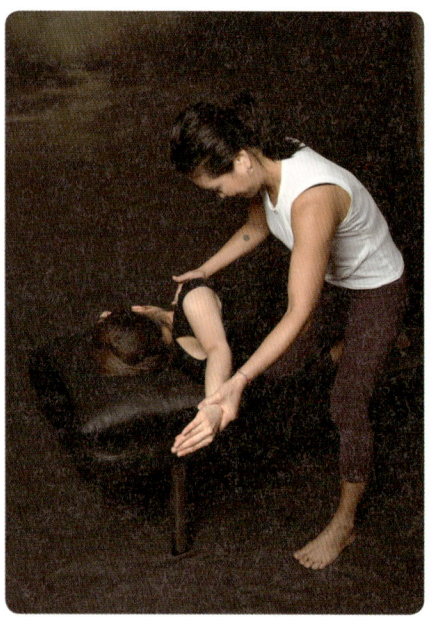

Point
대상자의 어깨가 위로 올라가지 않도록 아래로 내리면서 고정한 상태에서 스트레칭하고, 손목을 굴곡 시켜서 스트레칭하면 조금 더 효과가 있다.

Tip
어깨관절, 손목관절에 통증이 있는지 체크하면서 시행한다.

⚽ 스트레칭 방법

◑ **대상자** : 옆으로 누운 자세

◑ **트레이너**
- 준비자세 : 팔을 내회전 시켜 뒤로 뻗어 고정한다.
- 작용 : 손목
- 고정 : 어깨
- 스트레칭 방향 : 손목 굴곡, 직선방향

2. 상완삼두근(위팔세갈래근, Triceps Brachii)

- 기시 : 장두 견갑골의 관절하결절, 상완골 후면
- 정지 : 척골 주두돌기
- 작용 : 팔을 뒤로 뻗을 때, 팔을 펴고 접을 때, 견갑대 안정화, 어깨와 팔꿈치의 연결
- 통증 : 팔꿈치, 어깨 뒷면 통증, 손가락 통증

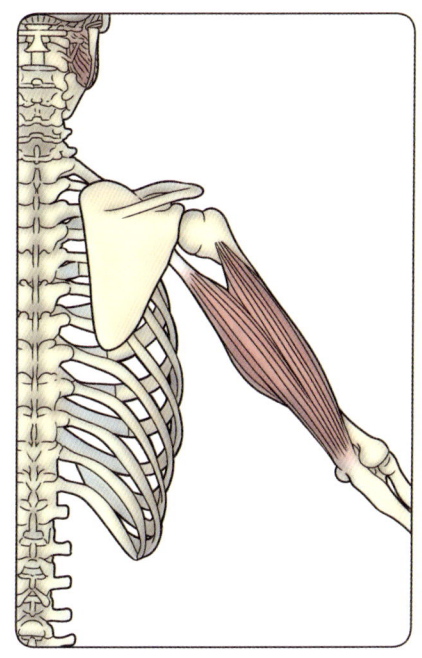

● 통증유발점(Trigger Point)

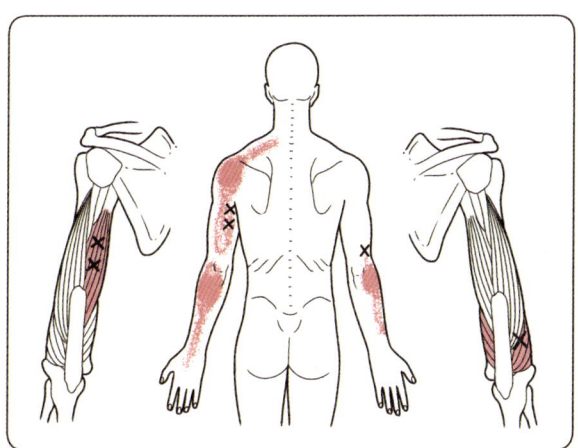

스트레칭솔루션(Stretching Solution)

❂ 상완삼두근(위팔세갈래근, Triceps Brachii)스트레칭

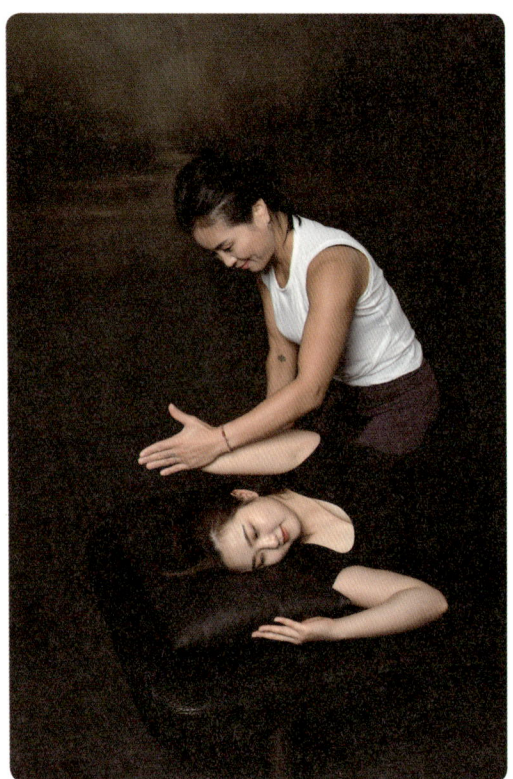

Point
체간이 움직이지 않도록 트레이너의 대퇴부로 체간을 고정하고, 팔꿈치가 과하게 뒤로 넘어가지 않도록 한손으로 고정해준 상태에서 손목을 가볍게 잡고 당겨준다.

Tip
어깨 결림, 견관절 통증, 손목통증이 있는지 확인하면서 시행한다.

❂ 스트레칭 방법

◐ **대상자** : 옆으로 누운 자세

◐ **트레이너**
- 준비자세 : 대상자의 팔꿈치 관절을 굴곡 시켜 머리 뒤로 넘겨 고정한다.
- 작용 : 손목
- 고정 : 팔꿈치
- 스트레칭 방향 : 팔꿈치 굴곡, 아래 방향

손목이 시큰거려요!

❀ 증상체크

- 가만히 있어도 손목이 콕콕 쑤신다.
- 수건이나 걸레를 짤 때 손목이 시큰거린다.
- 손바닥을 바닥에 짚으면 손목이 뜨끔거린다.
- 물건을 잡을 때 손목에 통증이 있다.
- 손이 자주 붓고 손에 힘이 없다.

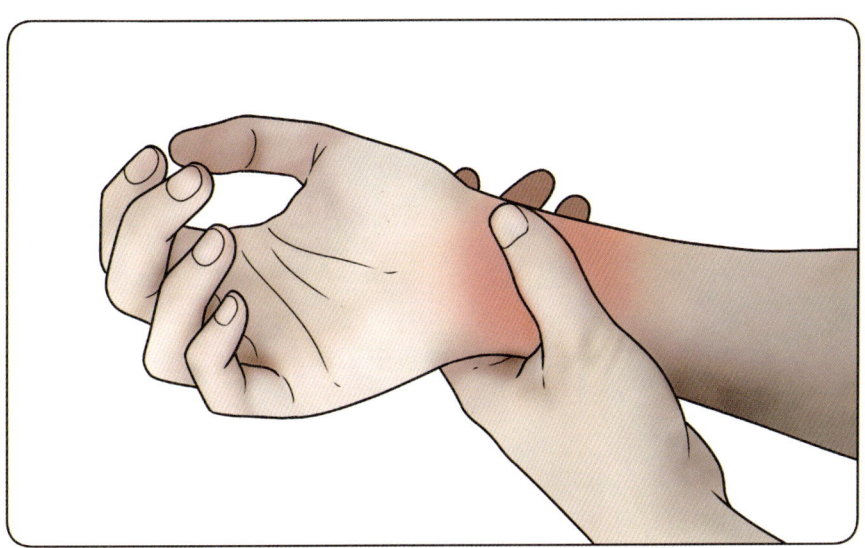

1. 전완굴근(아래팔굽힘근, Forearm Flexors)

⚽ **요측수근굴근(노쪽손목굽힘근, Flexor Carpi Radialis)**

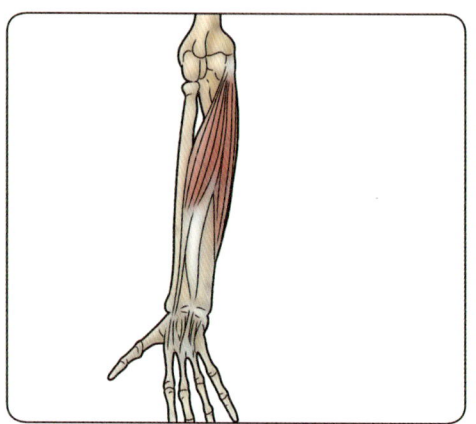

- 기시 : 상완골 내측상과
- 정지 : 제 2,3중수골 저부
- 작용 : 굴곡, 외전

⚽ **장장근(긴손바닥근, Palmaris Longus)**

- 기시 : 상완골 내측상과
- 정지 : 손바닥 건막
- 작용 : 손목 굴곡 보조

⚽ **척측수근굴근(자쪽손목굽힘근, Flexor Carpi Ulnaris)**

- 기시 : 상완골 내측상과, 척골 근위부 후면
- 정지 : 두상골, 유구골, 제5중수골 저부
- 작용 : 손목 굴곡, 팔꿈치 굴곡 보조
- 통증 : 손목, 손바닥, 새끼손가락, 팔꿈치 통증

● **통증유발점(Trigger Point)**

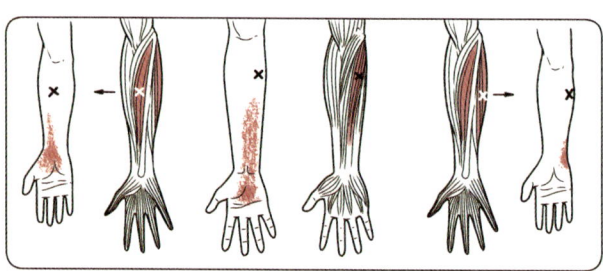

스트레칭 솔루션(Stretching Solution)
✤ 전완굴근(아래팔굽힘근, Forearm Flexors)스트레칭

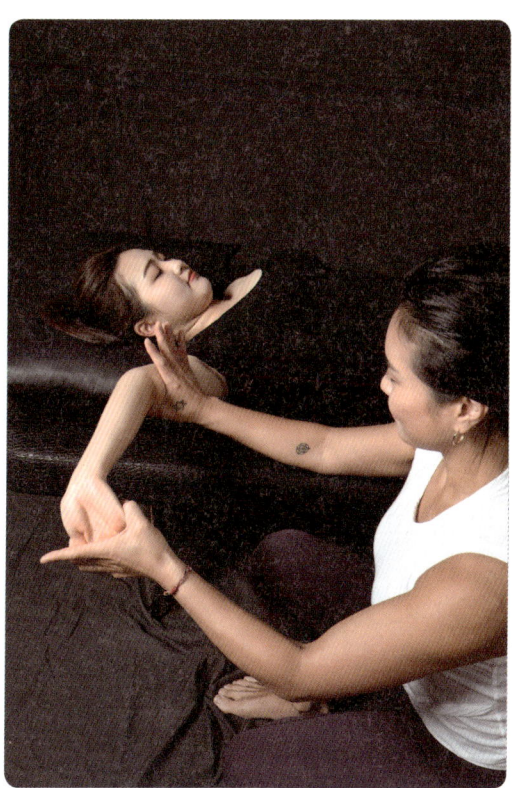

Point
대상자의 팔꿈치가 굽혀지지 않도록 한손으로 고정한 후 손가락 끝을 감싸 잡고 팔꿈치와 서로 반대방향으로 늘려준다. 손가락 끝까지 뒤로 젖혀 스트레칭 했을 때 스트레칭 강도가 강해진다.

Tip
과도한 신전에 의한 손목 통증, 손바닥 통증이 있는지 확인하면서 스트레칭을 시행한다.

✤ 스트레칭 방법

◐ 대상자 : 누운 자세

◐ 트레이너
- 준비자세 : 견관절 외회전 팔을 뻗어 고정한다.
- 작용 : 손바닥
- 고정 : 팔꿈치
- 스트레칭 방향 : 손목 신전

2. 전완신근(아래팔 폄근, Forearm Extensors)

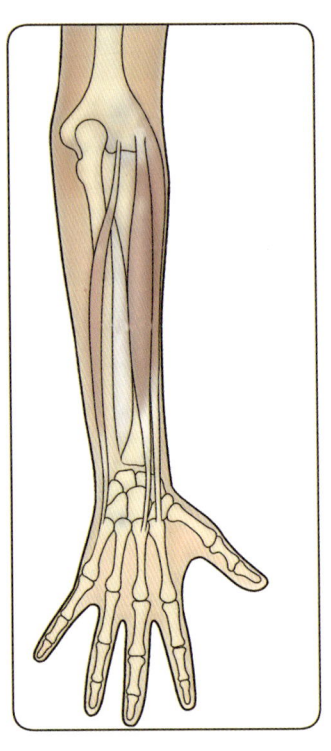

✿ 장요 측수근신근(긴노쪽손목폄근, Extensor Carpi RadialisLongus)
- 기시 : 상완골 외측상과 융선
- 정지 : 제2중수골 저부
- 작용 : 손목신전, 손목외전

✿ 단요 측수근신근(짧은노쪽손목폄근, Extensor Carpi Radialis Brevis)
- 기시 : 상완골 외측상과
- 정지 : 제3중수골 기저부
- 작용 : 손목신전, 손목외전

✿ 척측 수근신근(자쪽손목폄근, Extensor Carpi Ulnaris)
- 기시 : 상완골 외측상과 총신근건
- 정지 : 척골 후근위부
- 작용 : 손목신전, 손목내전
- 통증 : 손목, 손등, 엄지손가락, 팔꿈치 통증

● 통증유발점(Trigger Point)

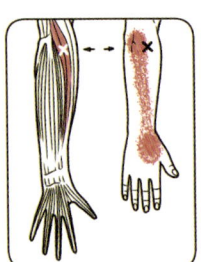 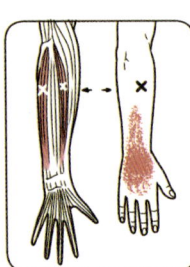 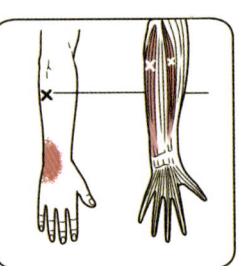

스트레칭솔루션(Stretching Solution)
⚽ 전완신근(아래팔 폄근, Forearm Extensors)스트레칭

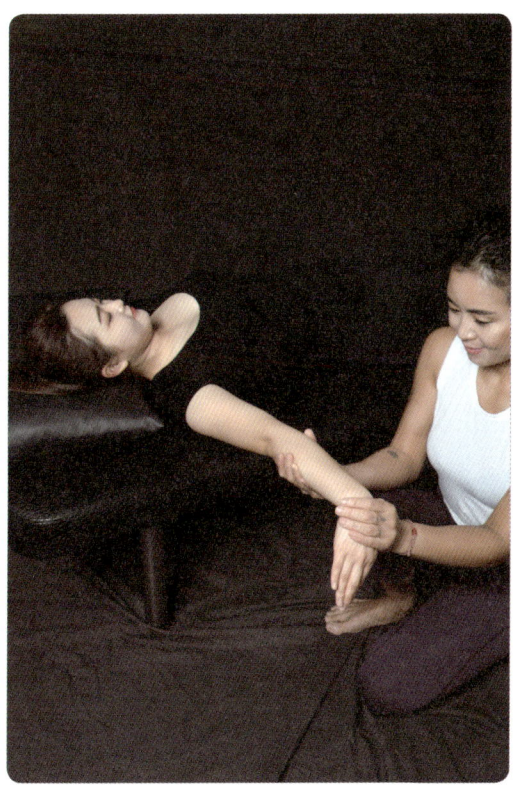

Point

대상자의 팔꿈치가 굽혀지지 않도록 한손으로 고정한 후 손등을 잡고, 팔꿈치와 서로 반대방향으로 늘려준다. 손가락 끝까지 굽혀 스트레칭 했을 때 스트레칭 강도가 강해진다.

Tip

과도한 굴곡에 의한 팔꿈치 통증, 손목에 통증이 있는지 확인하면서 스트레칭을 시행한다.

⚽ 스트레칭 방법

◐ **대상자** : 누운 자세

◐ **트레이너**
- 준비자세 : 견관절 내회전 팔을 뻗어 고정한다.
- 작용 : 손등
- 고정 : 팔꿈치
- 스트레칭 방향 : 손목 굴곡

CHAPTER 2

체간근육에서
생길 수 있는
문제점을
파악하고,
스트레칭으로
해결하기

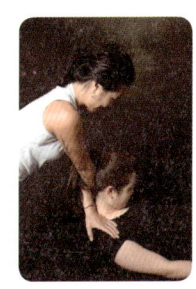
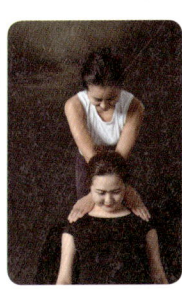

등이 아파요!

증상체크

- 가슴이 답답하고, 호흡이 불편 할 때가 있다.
- 소화가 잘 안된다.
- 등에 담이 자주 걸린다.
- 등이 굽었다는 이야기를 듣는다.
- 몸통을 뒤로 돌릴 때, 좌우로 비틀 때 등에 통증이 있다.

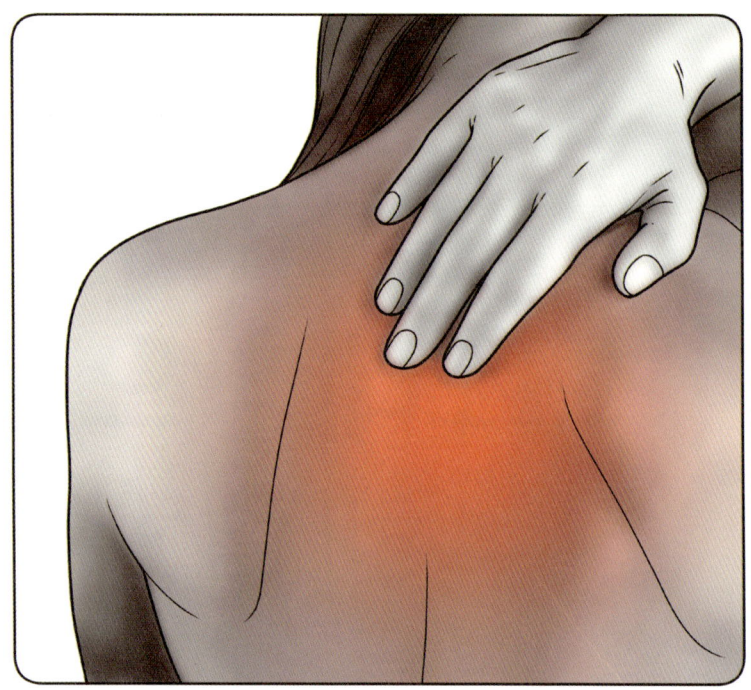

1. 중부승모근(중간등세모근, Middle Trapezius)
하부승모근(아래등세모근, Lower Trapezius)

❂ 중부승모근
- 기시 : 경추7번~흉추3번
- 정지 : 견갑극
- 작용 : 견갑골을 모을 때
- 통증 : 등 결림, 견갑골 내측통증, 어깨끝 쪽(견갑극) 통증

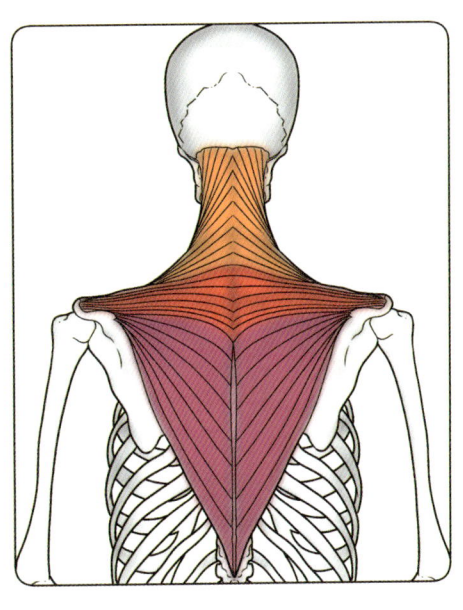

❂ 하부승모근
- 기시 : 흉추4번~흉추12번
- 정지 : 견갑극근
- 작용 : 견갑골을 올릴 때(팔을 올릴 때)
- 통증 : 거북목, 굽은어깨, 어깨거상, 어깨충돌증후군 등으로 인한 통증

● 통증유발점(Trigger Point)

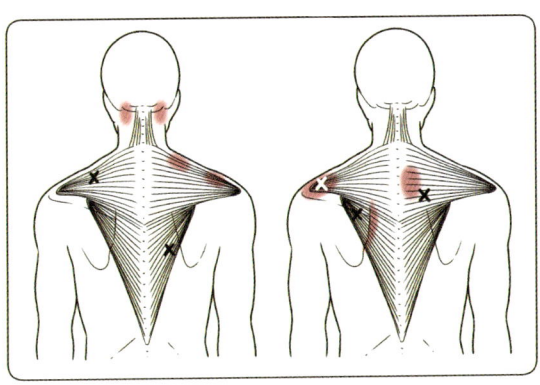

스트레칭 솔루션(Stretching Solution)
⚽ 중부, 하부 승모근 스트레칭

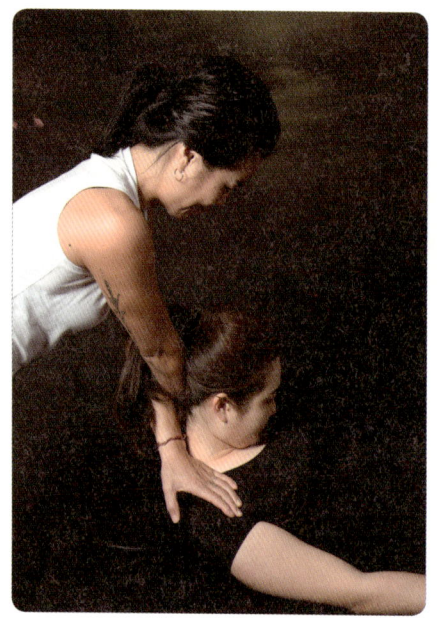 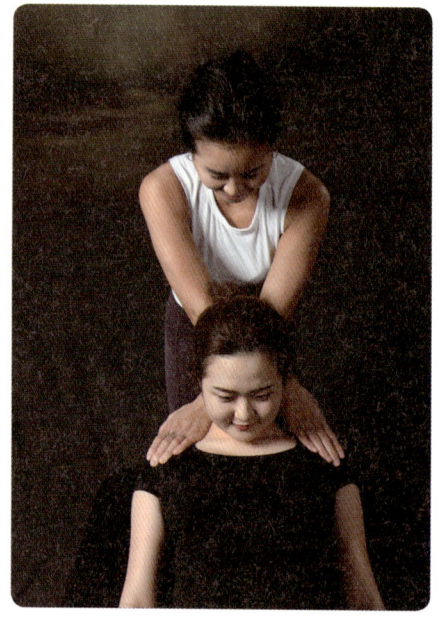

Point
대상자의 목부터 등까지 전방으로 들어 올리면서 스트레칭 한다.
양쪽 어깨를 가볍게 누르면 스트레칭의 강도가 강해진다.

Tip
목통증, 어깨 결림이 있는지 확인하면서 시행한다.
스트레칭을 시행하기 전 목에 통증이 있거나 불편할 때는 손을 들어 달라고 미리 이야기 한다.

⚽ 스트레칭 방법

◐ **대상자** : 누운 자세

◐ **트레이너**

- 준비자세 : 트레이너 하완부로 대상자 후두부를 고정한다.
- 작용 : 후두부
- 고정 : 어깨
- 스트레칭 방향 : 체간과 경추굴곡

2. 능형근(마름근, Rhomboid)

- 기시 : 흉추2번~5번 극돌기
- 정지 : 견갑골 내측연 하부 2/3
- 작용 : 견갑골 내전, 거상, 견갑골의 안정화
- 통증 : 호흡곤란, 둥근어깨, 견갑골 안쪽결림, 새끼손가락통증

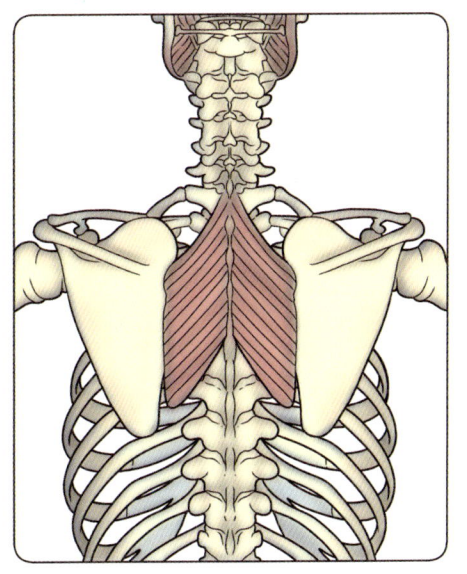

● **통증유발점**(Trigger Point)

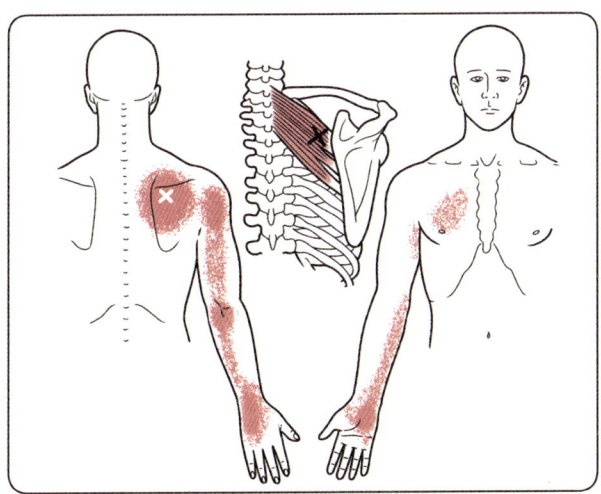

스트레칭 솔루션(Stretching Solution)
✪ 능형근(마름근, Rhomboid)무빙

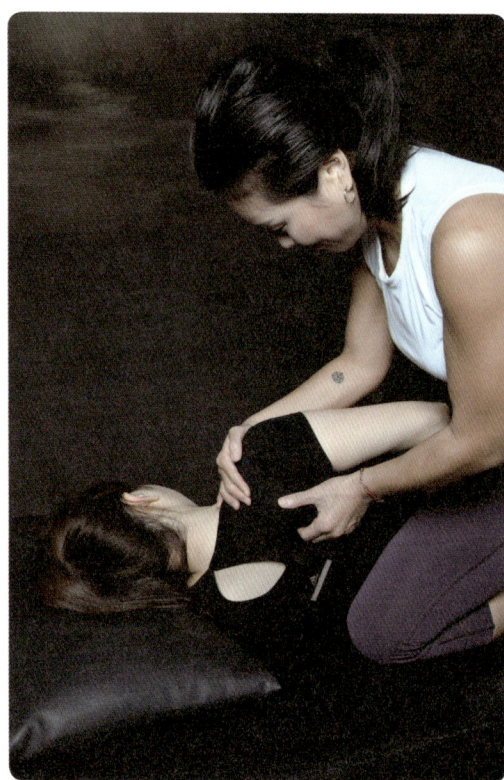

Point

어깨와 견갑골을 트레이너의 양손으로 잡고 무빙을 만들어준다.
견갑골을 뽑아내듯 당겨주면 스트레칭도 가능하다.

Tip

어깨, 견갑골에 통증이 있는지 확인하면서 시행한다.

✪ 스트레칭 방법

◐ **대상자** : 옆으로 누운 자세

◐ **트레이너**

- 준비자세 : 대상자 팔을 뒤로 접어 트레이너의 대퇴부로 고정한다.
- 작용 : 견갑골
- 고정 : 팔
- 무빙 방향 : 어깨, 견갑골 무빙

허리가 아파요!

증상체크
- 앉아 있다가 일어날 때 허리에 통증이 있다.
- 허리통증과 다리 저림 현상으로 좌식을 할 수가 없다.
- 허리를 숙였다 펴기가 힘들다.
- 머리를 감을 때 허리가 묵직하다.
- 양말을 신거나 바지를 입기가 힘들다.
- 허리를 좌우로 비틀 때 허리가 아프다.

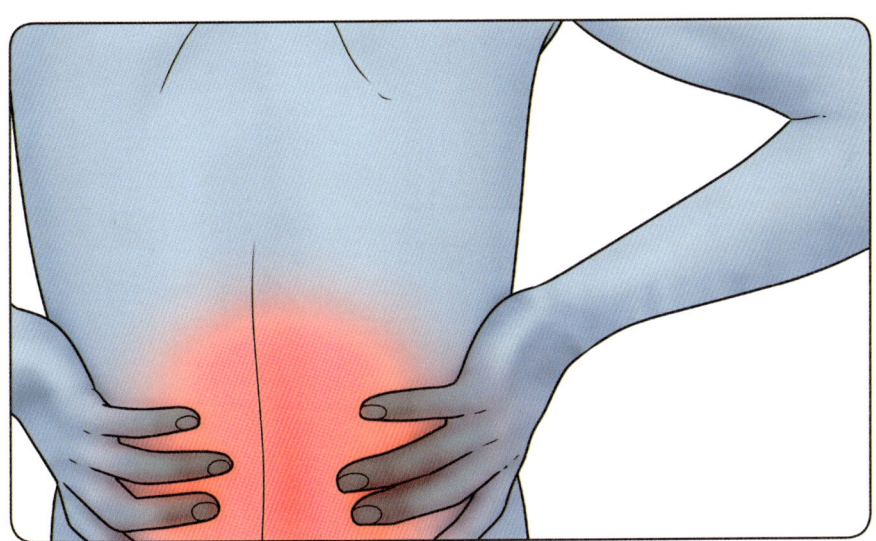

1. 요방형근(허리네모근, Quadratus lumborum)

- 기시 : 장골능 후면
- 정지 : 갈비뼈12번,
  요추1번~4번 횡돌기
- 작용 : 요추신전
  (허리를 뒤로 펼 때)
- 통증 : 허리통증, 다리저림,
  엉덩이통증, 기침, 재
  채기 할 때 통증악화

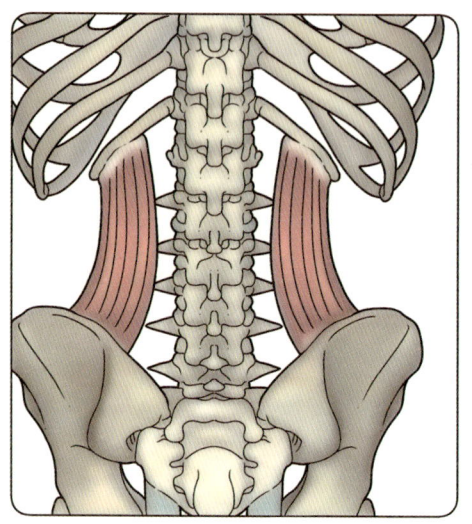

● 통증유발점(Trigger Point)

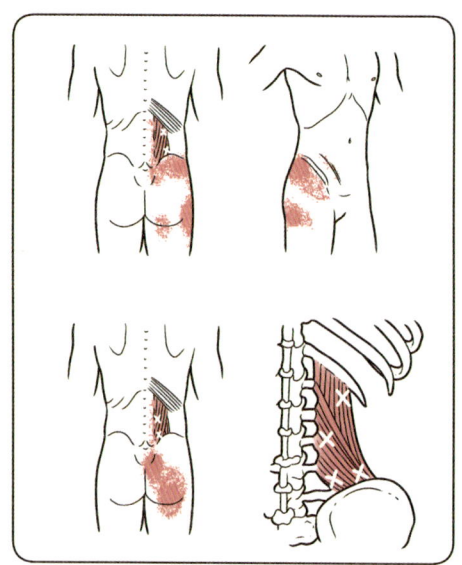

스트레칭 솔루션(Stretching Solution)
❂ 요방형근(허리네모근, Quadratus lumborum)스트레칭

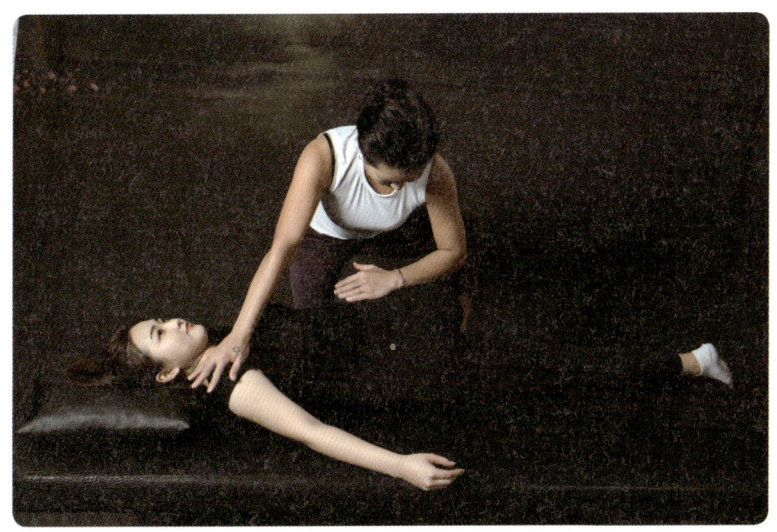

Point
체간을 비틀 때 관절의 가동범위를 체크한다.

Tip
고정하고 있는 어깨, 허리, 고관절에 통증이 없는지 확인하고, 반동 없이 스트레칭을 적용하며, 대상자의 호흡을 체크하면서 시행한다.

❂ 스트레칭 방법

◐ **대상자** : 누운 자세

◐ **트레이너**
- 준비자세 : 대상자 어깨를 신전상태로 고정, 대상자의 대퇴부를 트레이너의 하완부로 걸어서 고정한다.
- 작용 : 엉덩이
- 고정 : 어깨
- 스트레칭 방향 : 체간을 비튼다.

2. 장요근(엉덩허리근, iliopsoas)
장요근 = 장골근(Iliacus) + 요근(psoas)

장요근 = (장골근 + 대요근 + 소요근)

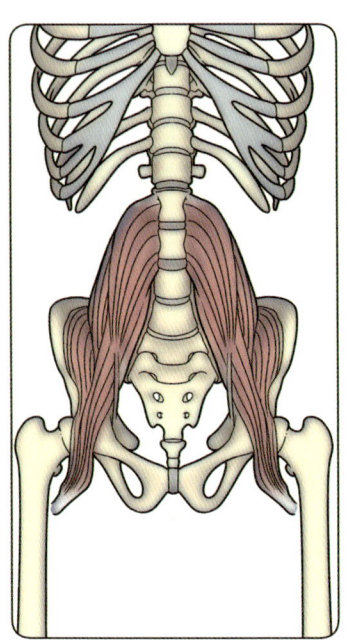

✪ 장골근
- 기시 : 장골와의 위쪽 2/3
- 정지 : 장골와

✪ 대요근
- 기시 : 흉추12번~요추1번~5번
- 정지 : 대퇴골의 소전자

✪ 소요근
- 기시 : 흉추12번, 요추1번
- 정지 : 치골
- 작용 : 체간 굴곡, 골반의 굴곡, 골반의 안정화, 복근과 함께 요추굴곡 보조
- 통증 : 허리통증, 허벅지 앞 통증, 변비

● **통증유발점(Trigger Point)**

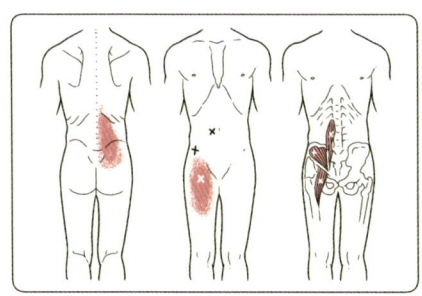

스트레칭 솔루션(Stretching Solution)
🌐 장요근(엉덩허리근, Iliopsoas)스트레칭

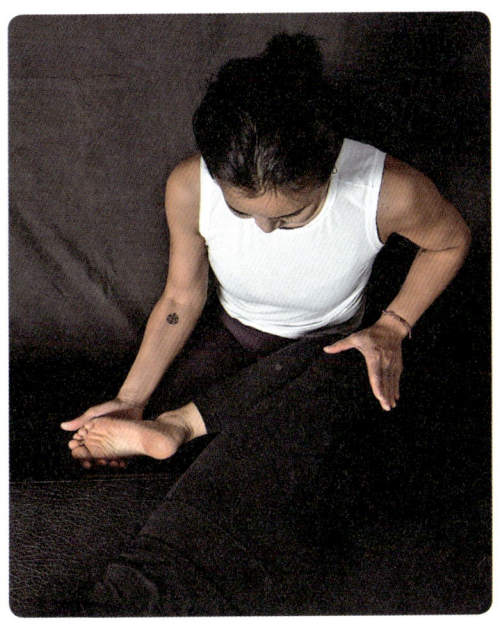
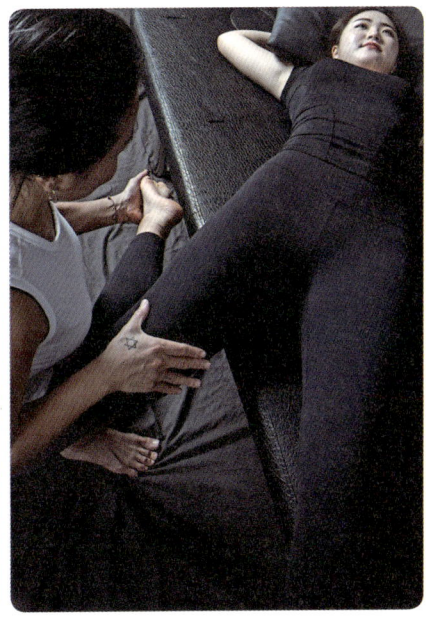

Point

대상자의 허리가 뜨는 경우는 스트레칭 하려는 다리 반대쪽 무릎을 접어 대상자가 무릎을 손으로 감싸게 하고, 다리를 고정한 후 스트레칭 한다.

Tip

허리에 통증이 느껴지지 않는지 확인하면서 시행한다.

🌐 스트레칭 방법

◐ **대상자** : 사선으로 누운 자세

◐ **트레이너**

- 준비자세 : 대상자 무릎을 뒤로 접어 트레이너 대퇴부로 고정한다.
- 작용 : 발끝
- 고정 : 무릎
- 스트레칭 방향 : 고관절 신전

3. 광배근(넓은등근, Latissimus Dorsi)

- 기시 : 흉추7번~요추5번 가시돌기 흉요근막, 천골, 장골능선 뒷부분, 3,4번 늑골하부, 견갑골 하각
- 정지 : 상완골 결절사이고랑
- 작용 : 팔의 신전, 내회전, 내전, 호흡근의 보조 역할, 깊은 호흡에 관여
- 통증 : 허리통증, 옆구리 결림, 호흡곤란

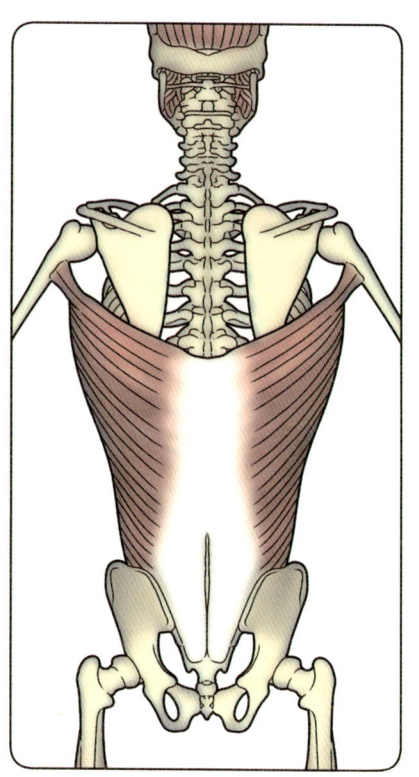

● **통증유발점**(Trigger Point)

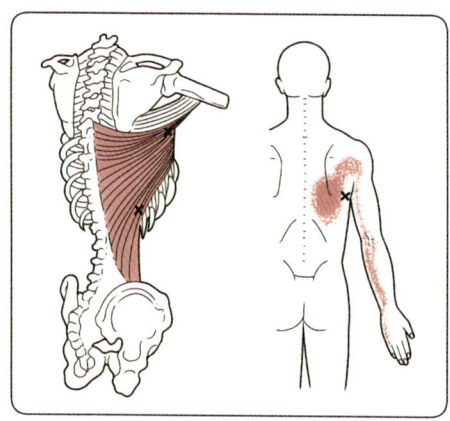

스트레칭 솔루션(Stretching Solution)
❂ 광배근(넓은등근, Latissimus Dorsi)스트레칭

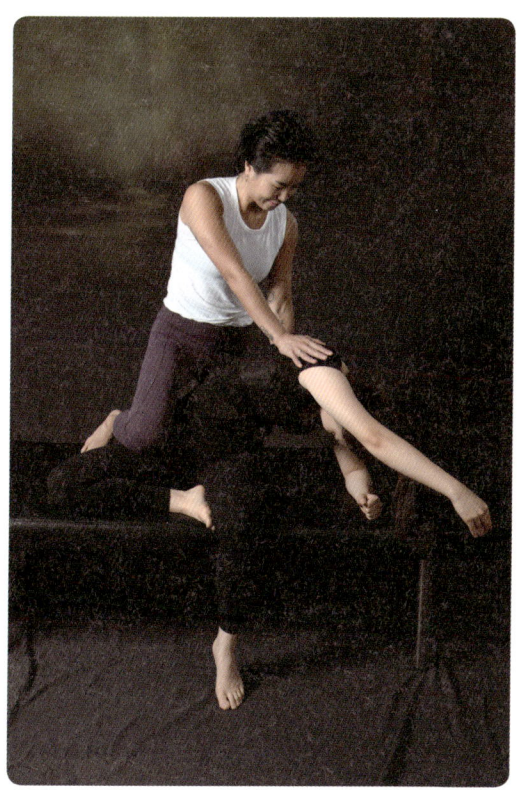

Point
대상자의 몸통을 바로 옆으로 뻗으면 광배근이 잘 펴지지 않는다. 체간이 측굴 될 수 있도록 사선으로 등을 신전시키며 견관절을 밀어 스트레칭 한다.

Tip
복부, 고관절, 어깨관절, 체간에 통증이 있는지 확인하면서 시행한다.

❂ 스트레칭 방법
◐ **대상자** : 앉은 자세

◐ **트레이너**
- 준비자세 : 대상자의 스트레칭하려는 반대쪽 다리를 반 접어 올려 트레이너의 대퇴부로 고정한다.
- 작용 : 어깨(견갑골)
- 고정 : 접어 올린 대퇴부
- 스트레칭 방향 : 체간 측굴

CHAPTER 3

하지근육에서 생길 수 있는 **문제점을** 파악하고, **스트레칭으로** 해결하기

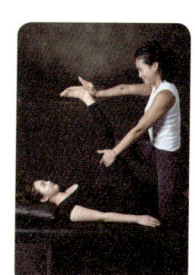
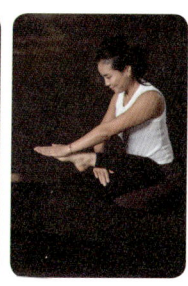

보행 시 골반이 아파요!

❂ 증상체크

- 걷거나 뛸 때 골반에서 통증이 느껴진다.
- 가만히 서있을 때 한쪽으로 기울어지는 느낌이 든다.
- 다리 길이가 다르다.
- 짝다리로 서있지 않으면 서있기 힘들다.
- 앉아있을 때 다리를 꼬아야 편하다.
- 다리를 들거나 누워서 다리를 당길 때 골반에서 소리가 난다.

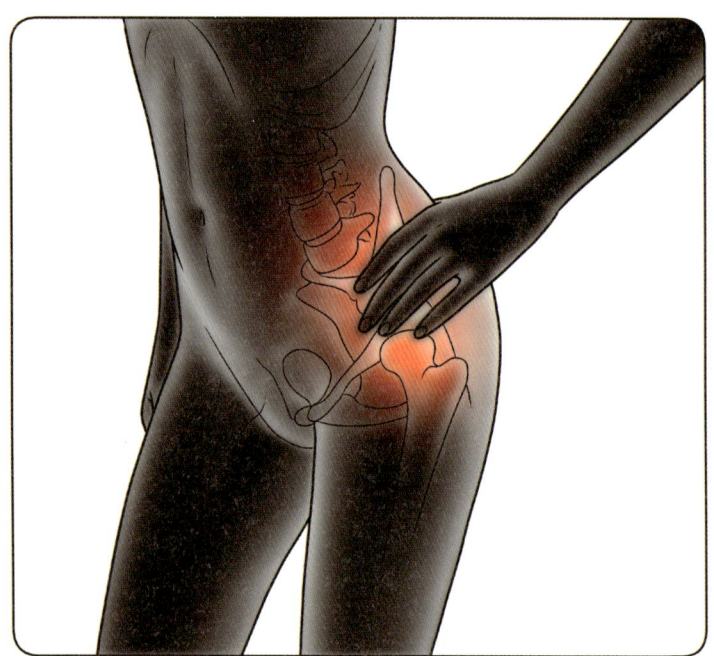

1. 대둔근(큰볼기근, Gluteus Maximus)

- 기시 : 장골후면 외측, 천골과 미골의 외측 가장자리
- 정지 : 대퇴골의 상부 뒤편, 대퇴근막장근의 장경인대
- 작용 : 고관절 신전, 외회전, 외전, 내전
- 통증 : 다리 저림, 허리통증, 골반통증, 골반의 틀어짐

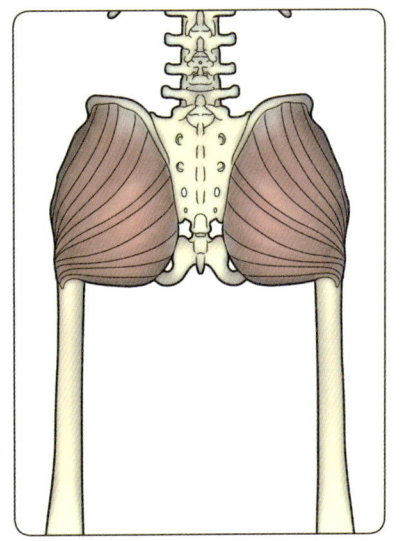

● **통증유발점**(Trigger Point)

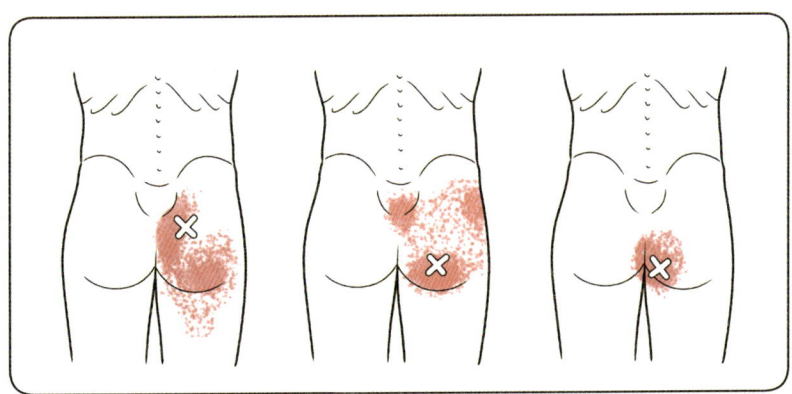

스트레칭 솔루션(Stretching Solution)
⚽ 대둔근(큰볼기근, Gluteus Maximus)스트레칭

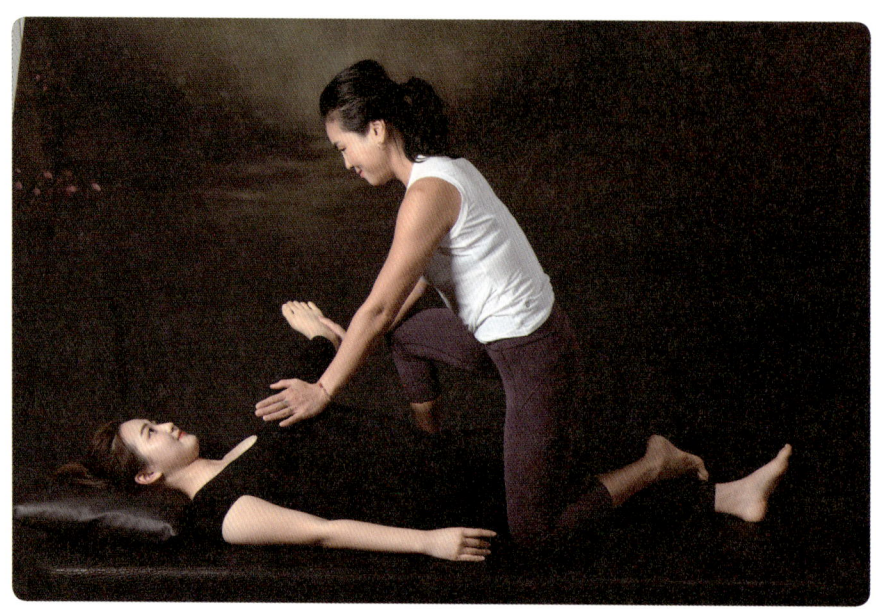

Point
대상자의 고관절과 무릎은 편안한 상태에서 스트레칭을 하고, 반대쪽 다리가 뜨지 않도록 트레이너의 다리로 고정하고, 가동범위가 점차적으로 좋아질 수 있게 단계별로 스트레칭 해주는 것이 효과적이다.

Tip
고관절, 무릎 통증이 있는지 확인하면서 시행한다.

⚽ 스트레칭 방법

◐ **대상자** : 누운 자세

◐ **트레이너**
- 준비자세 : 대상자의 무릎을 90°로 접어 올려 무릎을 고정한다.
- 작용 : 뒤꿈치
- 고정 : 무릎, 반대쪽 다리
- 스트레칭 방향 : 어깨 방향

2. 고관절 내전근(엉덩관절 모음근, Adductors of the Hip)

❂ **단내전근(Adductor Brevis)**
- 기시 : 치골전면
- 정지 : 대퇴골 후면의 조선
- 작용 : 고관절 내전, 굴곡과 내회전 보조

❂ **장내전근(Adductor Longus)**
- 기시 : 치골전면
- 정지 : 대퇴골 후면의 조선
- 작용 : 고관절 내전, 굴곡과 내회전 보조

❂ **대내전근(Adductor Magnus)**
- 기시 : 전부섬유-치골지, 후부섬유-좌골조면
- 정지 : 전부섬유-대퇴골 후면의 조선, 후부섬유-대퇴골 내측 내전근 결절
- 작용 : 전부섬유-고관절 굴곡 보조, 후부섬유-고관절 신전 보조
- 통증 : 치골, 질, 직장, 방광 등의 통증

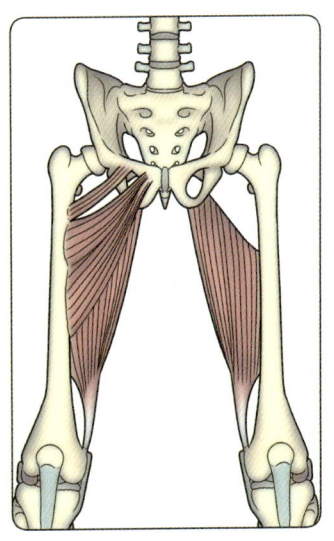

● **통증유발점(Trigger Point)**

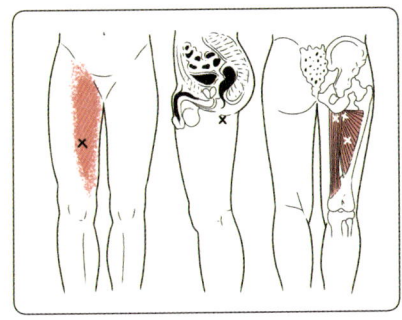

스트레칭 솔루션(Stretching Solution)
⚽ 고관절 내전근(엉덩관절 모음근, Adductors of the Hip) 스트레칭

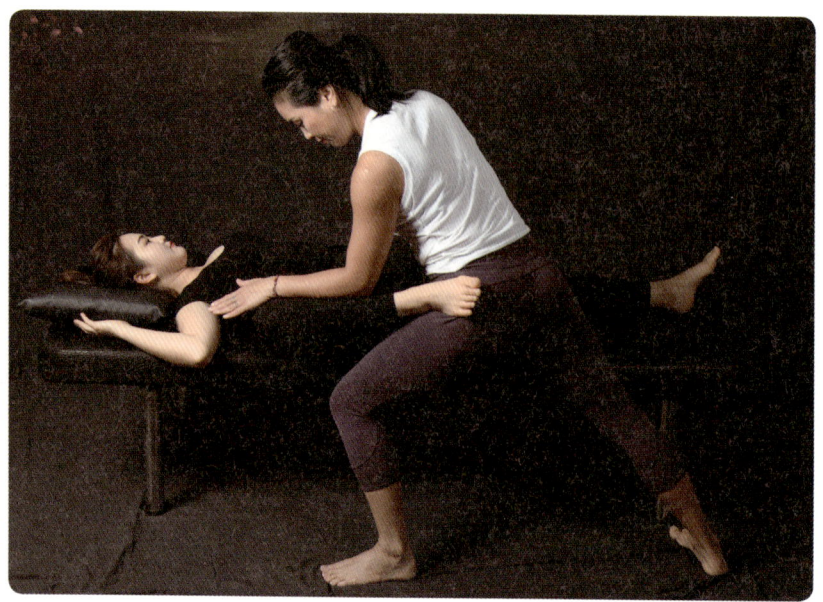

Point
대상자의 무릎, 발목은 수평으로 유지하고, 대상자의 반대쪽 다리는 움직이지 않도록 트레이너의 손으로 고정하고 스트레칭 한다.

Tip
고관절 주변에 통증이 있는지 확인하면서 시행한다.

⚽ 스트레칭 방법

◐ **대상자** : 누운 자세

◐ **트레이너**
- 준비자세 : 대상자의 슬관절을 굴곡 시키고, 발을 트레이너 골반에 고정한다.
- 작용 : 골반
- 고정 : 반대쪽 다리
- 스트레칭 방향 : 어깨 방향

3. 이상근(궁둥구멍근, Pirform Muscle)

- 기시 : 천골 앞쪽 표면
- 정지 : 대퇴골 대전자
- 작용 : 엉덩관절 외회전, 신전, 고관절 안정화
- 통증 : 생리통, 허리통증, 골반통증, 다리통증

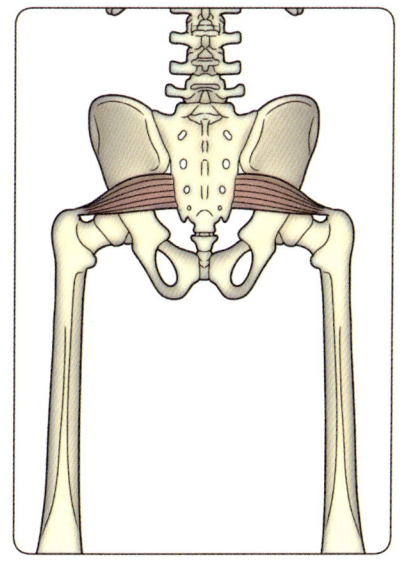

●통증유발점(Trigger Point)

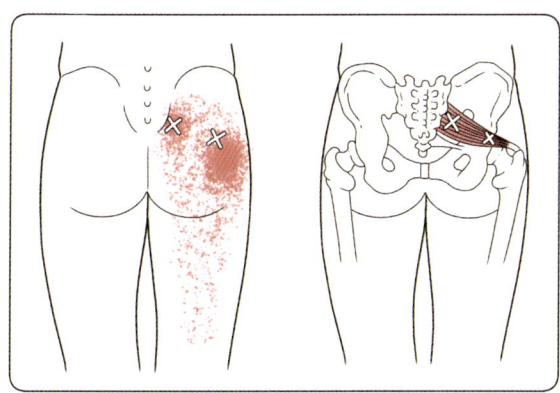

스트레칭 솔루션(Stretching Solution)
⚽ 이상근(궁둥구멍근, Pirform Muscle)무빙

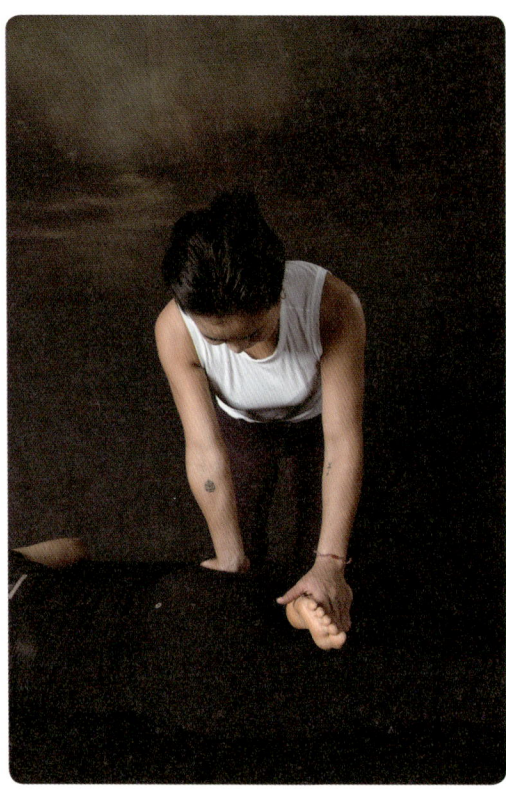

Point
무릎을 굴곡 시켜 엉덩이에 압박을 넣은 상태에서 발을 잡고 원을 그리듯 천천히 무빙한다. 엉덩이에 압박한 트레이너의 손은 무빙할 때만 압박하고 다시 제자리로 돌아올 땐 압박을 풀어주며 반복무빙 한다.

Tip
고관절이나 무릎에 통증이 있는지 확인하면서 시행한다.

⚽ 무빙 방법
◑ **대상자** : 엎드린 자세

◑ **트레이너**
- 준비자세 : 대상자의 스트레칭하려는 쪽 엉덩이 중간지점에 트레이너의 손으로 압박하여 고정한다.
- 작용 : 발
- 고정 : 엉덩이
- 무빙 방향 : 고관절 무빙

무릎이 아파요!

❀ 증상체크

- 오래 걷거나 서있을 때 무릎이 욱신거리고 시큰거린다.
- 계단 내려올 때 무릎에 통증이 있다.
- 앉았다 일어날 때 무릎이 아프다.
- 쪼그려 앉기가 힘들다.
- 무릎을 꿇고 앉을 수 없다.
- 다리를 구부렸다 펼 때 뼈소리가 난다.

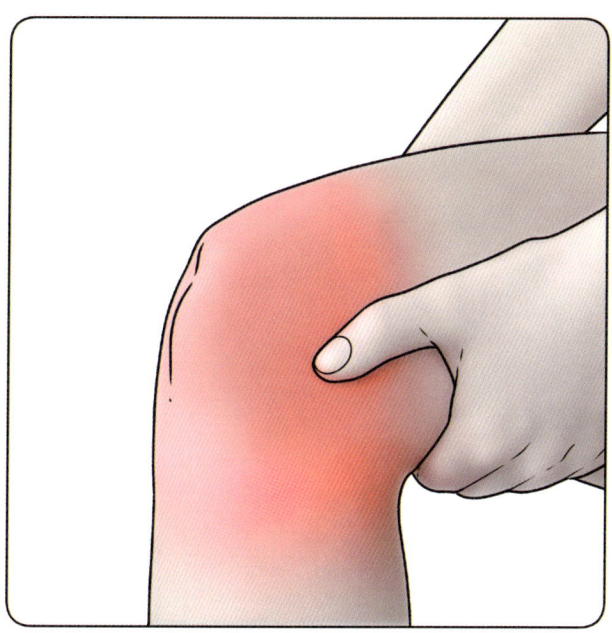

1. 대퇴이두근(넓다리두갈래근, Biceps Femoris)

⚽ 외측햄스트링
- 기시 : 장두-좌골결절
       단두-대퇴골조선
- 정지 : 비골두
- 작용 : 후방경사,
       장두 - 고관절 신전,
       단두 - 슬관절 굴곡

⚽ 내측햄스트링
반건양근
- 기시 : 좌골결절
- 정지 : 경골의 내측부

반막양근
- 기시 : 좌골결절
- 정지 : 경골의 후 내측연
- 작용 : 후방경사, 고관절 신전, 슬관절 굴곡, 슬관절 굴곡상태에서 내회전
- 통증 : 무릎 뒤 통증, 좌골신경통

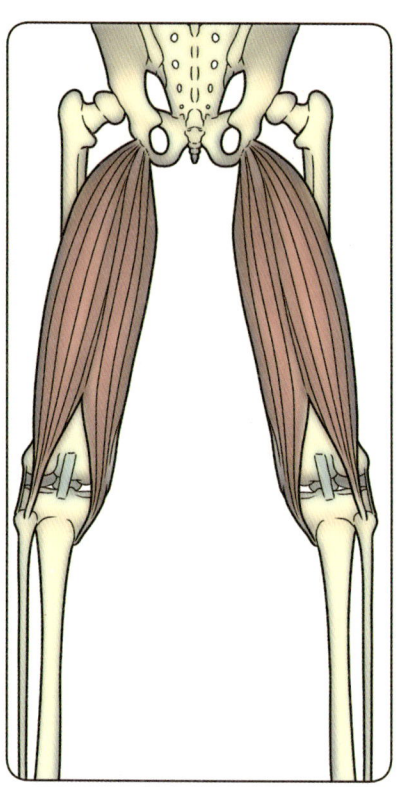

● 통증유발점(Trigger Point)

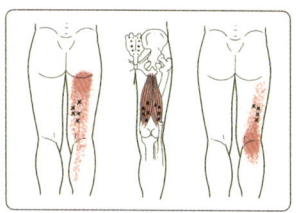

스트레칭 솔루션(Stretching Solution)
🌐 대퇴이두근(넓다리두갈래근, Biceps Femoris)스트레칭

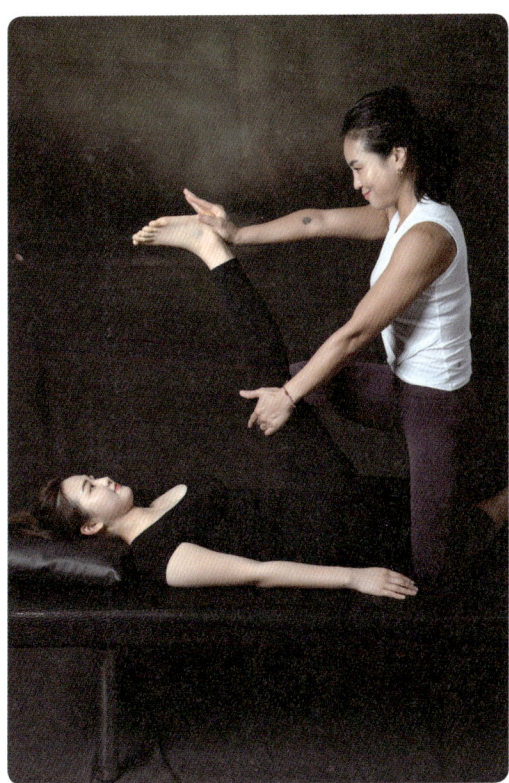

Point

대퇴이두가 너무 타이트해서 무릎을 펴는 것 자체가 힘들면 무릎을 구부린 상태에서 무릎을 대상자의 가슴에 고정하고 뒤꿈치만 밀어주면 대퇴이두 시작하는 부분을 스트레칭할 수 있다.

Tip

무릎 뒤 허벅지 뒤 통증이 느껴지는지 확인하면서 시행한다.

🌐 스트레칭 방법

◐ **대상자** : 누운 자세

◐ **트레이너**
- 준비자세 : 스트레칭하려는 쪽 다리를 뻗어 올려 무릎을 고정한다.
- 작용 : 뒤꿈치
- 고정 : 무릎
- 스트레칭 방향 : 슬관절 신전, 고관절 굴곡

2. 대퇴사두근(넓다리네갈래근, Quadriceps Femoris)

1. 대퇴직근(Rectus Femoris)
- 기시 : 전하장골극
- 정지 : 경골조면

2. 외측광근(Vastus Lateralis)
- 기시 : 대퇴골의 대전자
- 정지 : 경골조면

3. 내측광근(Vastus Medialis)
- 기시 : 대퇴골의 조선
- 정지 : 경골조면

4. 중간광근(Vastus Intermedius)
- 기시 : 대퇴골의 전외측면
- 정지 : 경골조면
- 작용 : 하퇴의 신전, 대퇴의 굴곡
- 통증 : 무릎통증, 허벅지 앞쪽 통증

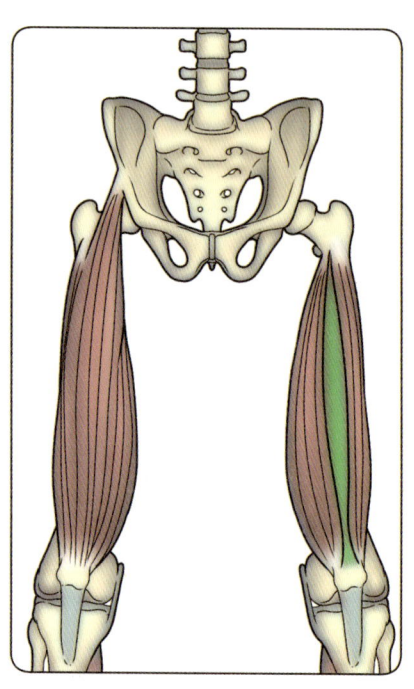

● **통증유발점(Trigger Point)**

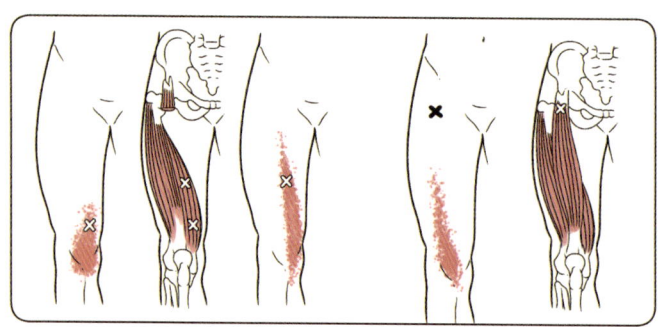

스트레칭 솔루션(Stretching Solution)
대퇴사두근(넙다리네갈래근, Quadriceps Femoris) 스트레칭

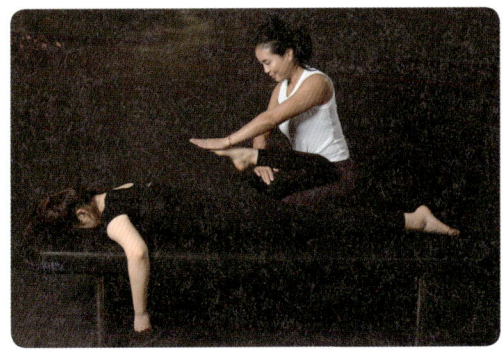

Point
발끝까지 눌러 늘려주면 강도가 강해진다.

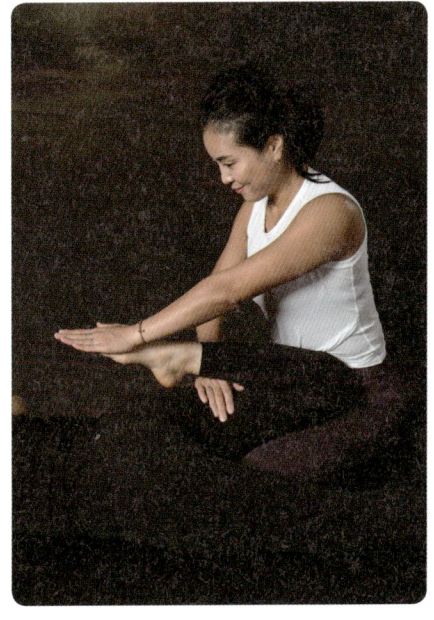

Tip
허리, 골반, 무릎에 통증이 느껴지는지 확인하면서 시행한다.

스트레칭 방법

○ 대상자 : 엎드린 자세

○ 트레이너
- 준비자세 : 트레이너의 대퇴부로 대상자의 대퇴부를 고정한다.
- 작용 : 발등
- 고정 : 허벅지
- 스트레칭 방향 : 고관절은 신전, 슬관절 굴곡

발목을 자주 삐끗해요!

⚽ 증상체크

- 발목을 한번 삐끗한 후부터 계속 아프다.
- 발목을 자주 삐끗한다.
- 발목 관절이 뻐근하다.
- 종아리가 딱딱하다.
- 종아리와 발에 쥐가 자주 난다.
- 발이 부어 있다.

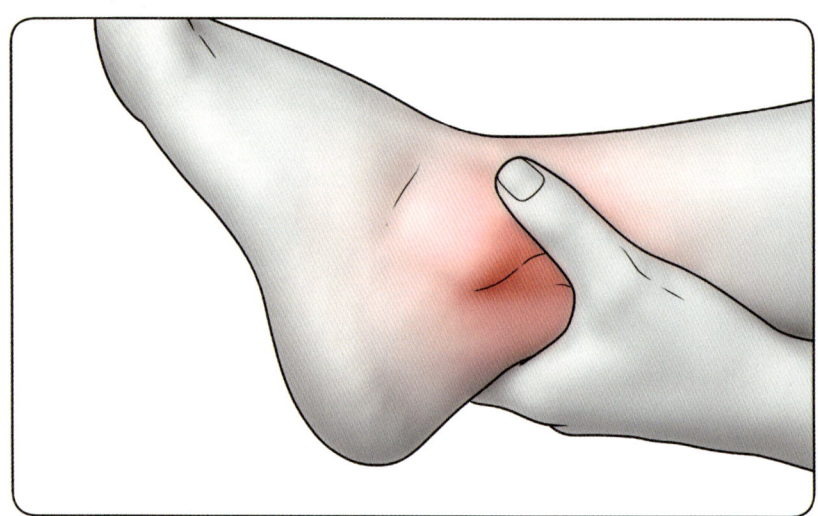

1. 비복근(장딴지근, Gastrocnemius)

- 기시 : 내측두→대퇴골의 내측상과
  외측두→대퇴골의 외측상과
- 정지 : 종골(아킬레스건으로 되어 있음)
- 작용 : 내측두→하퇴의 내회전,
  외측두→하퇴의 외회전
  족관절의 족저굴곡, 보행중
  체중의 거상, 슬관절 굴곡
- 통증 : 종아리통증, 발목통증, 족저근막염

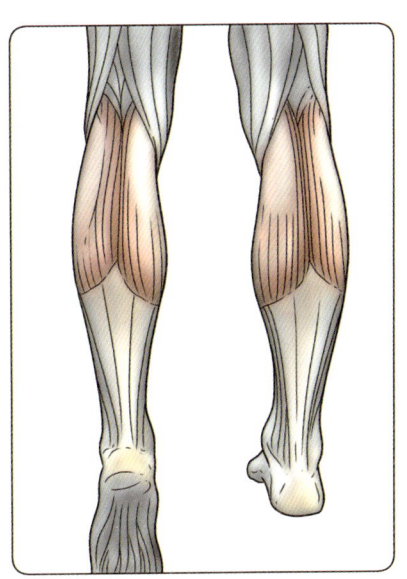

● 통증유발점(Trigger Point)

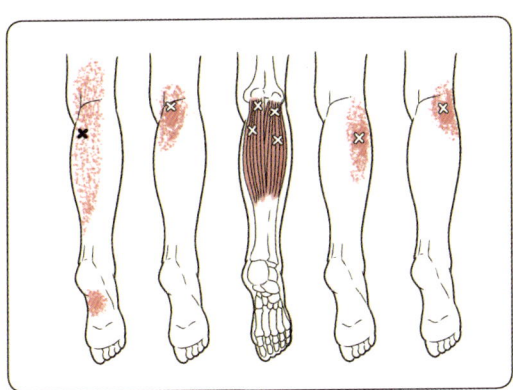

스트레칭 솔루션(Stretching Solution)
⚽ 비복근(장딴지근, Gastrocnemius) 무빙

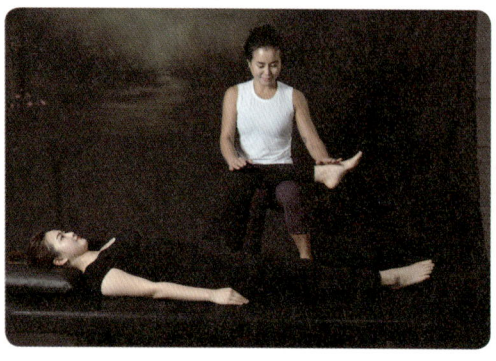

Point
대상자의 종아리 위치를 바꿔가면서 전체적으로 무빙한다.

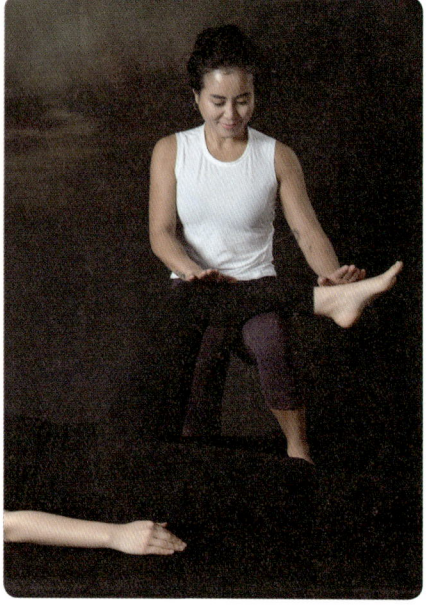

Tip
압박에 의한 종아리 통증이 있는지 확인하면서 시행한다.

⚽ 무빙 방법

- **대상자** : 누운 자세
- **트레이너**
  - 준비자세 : 대상자의 종아리를 트레이너 대퇴부에 고정한다.
  - 작용 : 대상자 종아리
  - 고정 : 트레이너 대퇴부
  - 무빙 방향 : 종아리 무빙

2. 전경골근(앞정강근, Tibial Anterior)

- 기시 : 경골의 외측, 골간막
- 정지 : 제1중족골의 저부(발허리뼈), 제1설상골(쐐기뼈)
- 작용 : 족관절 배측굴곡, 족부내전
- 통증 : 발목통증

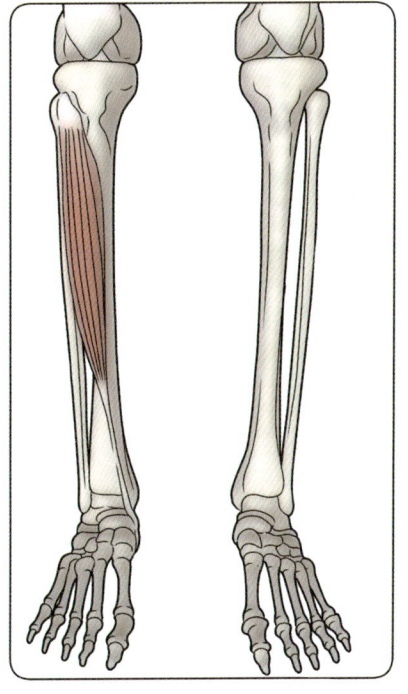

● **통증유발점(Trigger Point)**

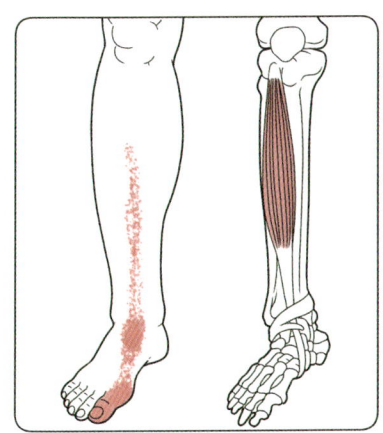

스트레칭 솔루션(Stretching Solution)
⚽ 전경골근(앞정강근, Tibial Anterior)스트레칭

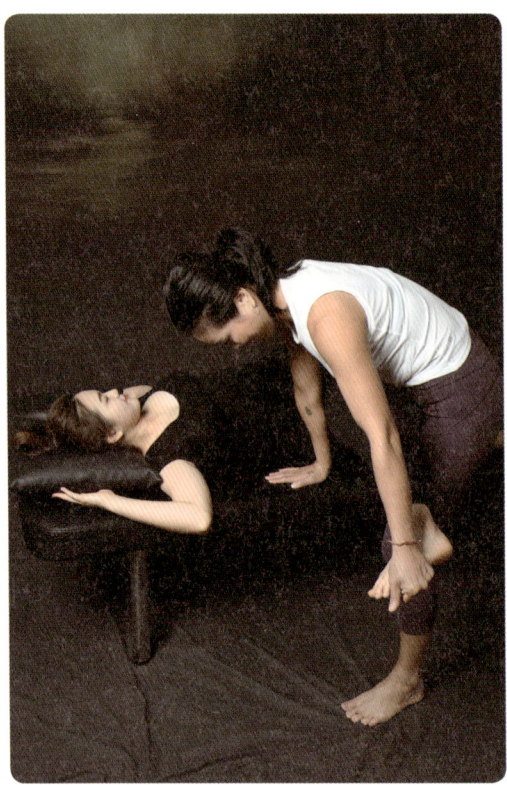

Point

대상자의 발등과 발 옆면을 트레이너가 손으로 감싸 잡고 발목관절을 측굴 하고 스트레칭 할 때 처음부터 급하고 강하게 하지 않는 것이 좋다.

Tip

무릎통증, 발목통증, 발등통증이 있는지 확인하고, 고관절 내전으로 인한 통증이 있는지 확인하면서 스트레칭을 시행한다.

⚽ 스트레칭 방법

◐ 대상자 : 누운 자세

◐ 트레이너
- 준비자세 : 스트레칭 하려는 다리 반대쪽 다리의 움직임 방지를 위해 트레이너의 한쪽 다리로 대상자의 반대쪽 다리를 고정한다.
- 작용 : 발끝
- 고정 : 무릎
- 스트레칭 방향 : 발목관절 측굴

⚽ 근육학 초보자를 위한 포켓북

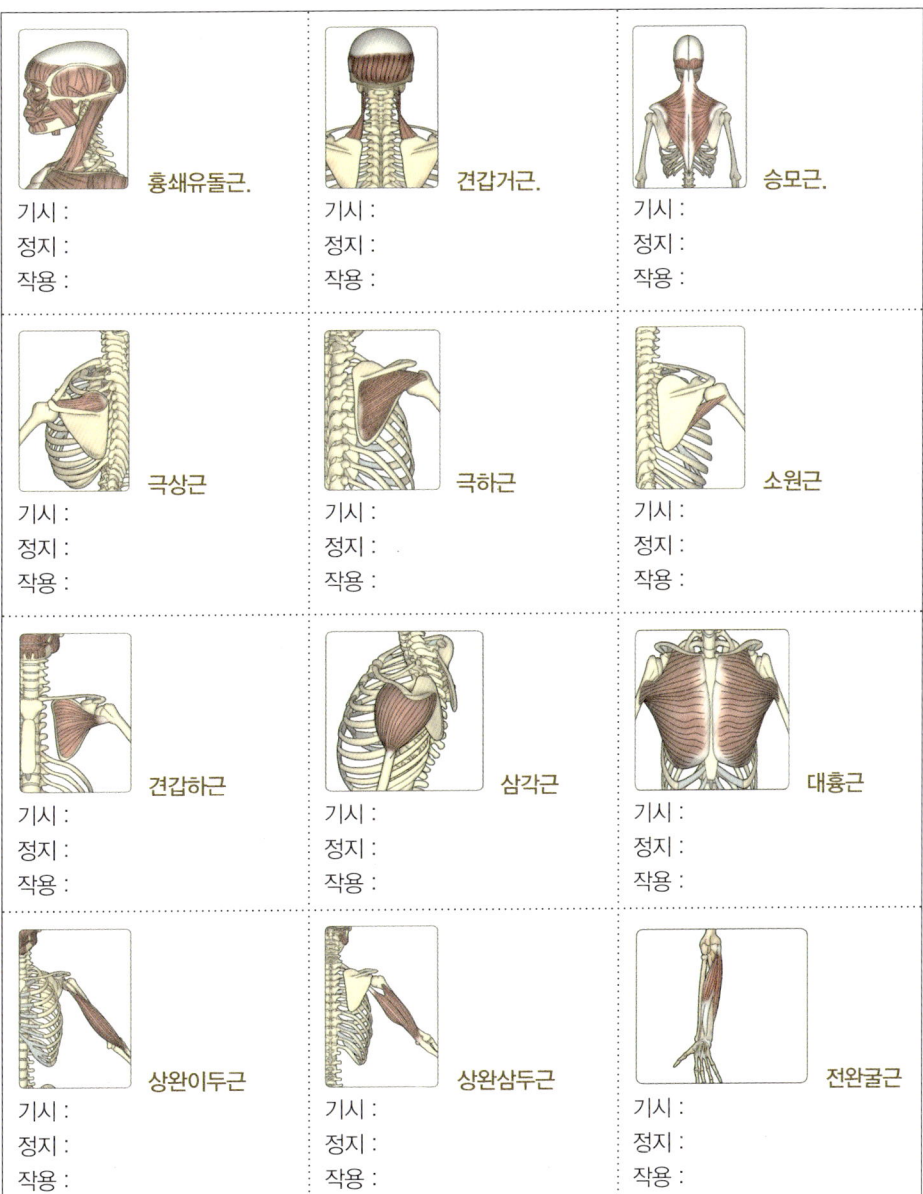

흉쇄유돌근.
기시 :
정지 :
작용 :

견갑거근.
기시 :
정지 :
작용 :

승모근.
기시 :
정지 :
작용 :

극상근
기시 :
정지 :
작용 :

극하근
기시 :
정지 :
작용 :

소원근
기시 :
정지 :
작용 :

견갑하근
기시 :
정지 :
작용 :

삼각근
기시 :
정지 :
작용 :

대흉근
기시 :
정지 :
작용 :

상완이두근
기시 :
정지 :
작용 :

상완삼두근
기시 :
정지 :
작용 :

전완굴근
기시 :
정지 :
작용 :

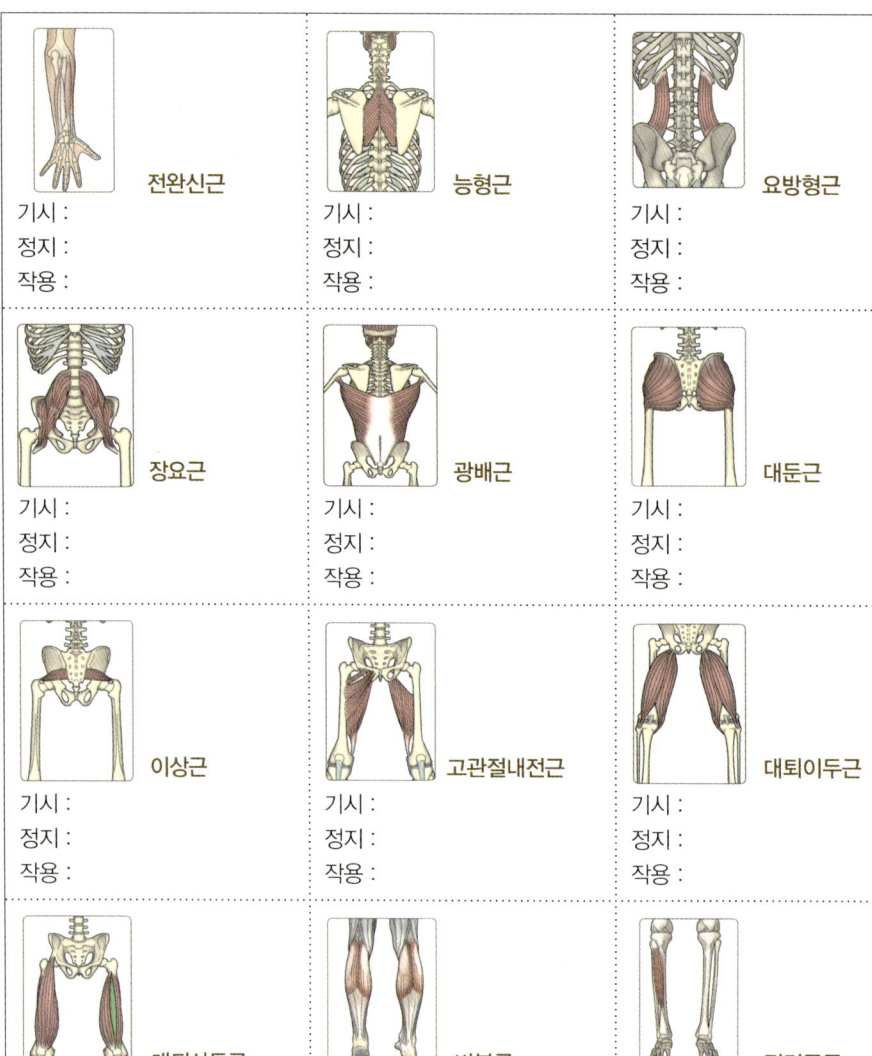

김홍희 사진작가님 프로필

출생　1959.01.09. 부산광역시
수상　2008년 니콘 선정 세계인의 사진작가 20인
　　　2000년 한국 이미지 메이커 500일 선정
　　　2000년 문예진흥원 선정 한국의 예술선
경력　기장군 인터넷 미술관 관장
　　　네이버 포토갤러리 오늘의 포토 심사위원
작품　사진작품, 도서, 방송, 기타
　　　"스피드 스트레칭 도서 사진작가"

5분만에 근육통을 해결하는
스피드 스트레칭

초판 인쇄 2021년 11월 11일
초판 발행 2021년 11월 15일

지은이　정라혜, 조예섬
펴낸이　진수진
펴낸곳　책에반하다

주소　경기도 고양시 일산서구 대산로 53
출판등록　2013년 5월 30일 제2013-000078
전화　031-911-3416
팩스　031-911-3417
전자우편　meko7@paran.com

*사진작가 김홍희 선생님
*이 책은 책에 반하다가 저작권자와 계약에 따라 발행한 것으로 저작권법에 따라 보호를 받는 저작물이므로 무단전재와 무단복제를 금지합니다.
*이 책의 내용의 전부 또는 일부를 이용하려면 반드시 책에 반하다의 서면 동의를 받아야 합니다.
*잘못된 책은 구입처에서 교환해드립니다.
*책 가격은 뒷표지에 있습니다.